U0317901

小儿科 大情怀

《儿科学》
课程思政案例集

陈素清　吴斌　主编

XIAOERKE　DAQINGHUAI
ERKEXUE　KECHENG　SIZHENG　ANLIJI

海峡出版发行集团 福建科学技术出版社
THE STRAITS PUBLISHING & DISTRIBUTING GROUP | FUJIAN SCIENCE & TECHNOLOGY PUBLISHING HOUSE

图书在版编目（CIP）数据

小儿科，大情怀：《儿科学》课程思政案例集 /
陈素清，吴斌主编 . —福州：福建科学技术出版社，2023.2
ISBN 978-7-5335-6896-2

Ⅰ.①小… Ⅱ.①陈… ②吴… Ⅲ.①儿科学 – 医学
院校 – 教材 Ⅳ.① R72

中国国家版本馆 CIP 数据核字（2023）第 009756 号

书　　名	小儿科，大情怀——《儿科学》课程思政案例集
主　　编	陈素清　吴斌
出版发行	福建科学技术出版社
社　　址	福州市东水路 76 号（邮编 350001）
网　　址	www.fjstp.com
经　　销	福建新华发行（集团）有限责任公司
印　　刷	福州凯达印务有限公司
开　　本	787 毫米 × 1092 毫米　1 / 16
印　　张	16.75
字　　数	250 千字
版　　次	2023 年 2 月第 1 版
印　　次	2023 年 2 月第 1 次印刷
书　　号	ISBN 978-7-5335-6896-2
定　　价	98.00 元

书中如有印装质量问题，可直接向本社调换

前言

习近平总书记在全国高校思想政治工作会议上强调，要坚持把立德树人作为中心环节，把思想政治工作贯穿于教育教学全过程，实现全程育人、全方位育人。专业课程教学融入思政教育，是实现思政教育工作贯穿育人全过程的重要途径。《儿科学》是临床医学教育的骨干课程，蕴含丰富的思政元素，是一门对全面提升学生综合素质、实现立德树人根本目的具有重要意义的课程。

长期以来，福建医科大学第一临床医学院儿科学教研室（下称"教研室"）秉承优良的教学传统，先后荣获省级精品课程、线下一流课程、线上线下混合式一流课程，以及校级思政示范课程等荣誉。近年来，教研室基于儿科学课程各知识模块凝练思政主题，准确挖掘儿科学课程蕴含的思政元素，以福建省的3位中国儿科医师终身成就奖获得者叶孝礼、华云汉和陈新民奋斗业绩和福建医科大学附属第一医院慕容慎行"克己慎行大爱仁心"精神作为特色资源，建设课程思政素材库。教研室与福建医科大学马克思主义学院组成儿科学课程思政教学团队，构建以"案例"为主导的儿科学多模式互动型课程思政教学框架体系，开展具有鲜明课程特色课内外教学活动，言传与身教相结合，开设线上讨论专区，走进医院、学校、社区开展社会实践活动，将课程思政教育贯穿儿科学临床教学的全过程，传递"关爱儿童，甘于奉献""护佑儿童，勇于创新"的理念，在多类型、多样化的教学活动中培养生命至上、人民至上的情怀。

为持续推进课程思政开展，我们将近年来开展课程思政教学实践与体会、课程思政的优秀教学案例等汇编成书，供各位教师和同学参考学习。在本书编写过程中，我们得到了学校和第一临床医学院的大力支持和帮助，在此致以最诚挚的感谢！由于时间短促，书中可能出现一些错误和遗漏，希望各位老师和同学批评和指正，多提宝贵意见。

2022 年 7 月

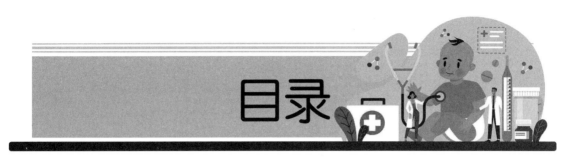

目录

超级"宝爸宝妈"的真实体验

争分夺秒的生命接力——新生儿转运

初生的乐章

亚低温——新生儿大脑的保鲜技术

夭折的肯尼迪之子

唐氏艺术家

让生命复苏

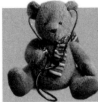

儿科强，儿童强，中国强
《儿科学》第一章第四节
"儿科学绪论"教学中的思政设计

素材故事

儿科学的任务和范围

儿科学是一门研究自胎儿至青少年时期儿童生长发育、身心健康和疾病防治的医学科学。其为临床医学二级分科，宗旨是保障儿童健康，提高生命质量。儿科学研究内容为儿童生长发育规律及影响因素；儿童疾病发生、发展规律及临床诊断和治疗的理论和技术；各种疾病的预防措施，包括免疫接种、疾病筛查、健康教育等；儿童疾病的康复可能性及治疗方法。现代儿科学经过几十年的发展，逐渐从一个综合性小学科，分化发展为基础儿科学、发育儿科学、预防儿科学、社会儿科学、临床儿科学等分支齐全的综合性学科。儿科学不断向三级学科细化发展，并形成自身的特殊专业、特色专业及交叉专业，如小儿传染病、小儿急救医学等。特色专业有新生儿医学、儿童保健医学、围产期医学等。新生儿医学和儿童保健医学是儿科学中最具有特色的学科，其研究内容是其他临床学科极少涉及的方面。新生儿期的婴儿死亡率高，此期疾病的种类和处理方法与其他时期有很多不同，是一个非常时期；儿童保健医学是研究儿童各时期正常体格生长、智能和心理发育规律及其影响因素的学科，其主要内容是通过各种措施，促进有利因素，防止不利因素，及时处理各种偏离、异常，保证小儿健康成长。交叉专业有围产期儿科学、发育行为儿科学、儿童心理学、环境儿科学、儿童康复学、预防儿科学、灾害儿科学、儿童教育学等。围产期医学实际上是介于儿科学和产科学之间的交叉学科，在围产期里，胎儿转变为新生儿，经历环境的巨大变化，由于受环境因素影响很大，疾病的发生率和死亡率最高，与产科的工作有密切联系，需要两个学科积极合作来共同研究处理这一时期的问题。

儿科学的特点和儿童年龄分期

在介绍儿科学这门专业的特点之前，我想首先需要纠正大众对儿科学的误解和不公正的认识。在大众的普遍认知里，孩子不会和医生交流，大多不能自述自己的感受和病痛所在，只会以哭闹表示，因此，很多人误认为儿科是"哑科"。但儿科真的是"哑科"吗？其实不然。儿科并不是"哑科"。儿科医师有自己特殊的本领，懂得了"哑语"，会耐心地聆听孩子的哭闹，从中获得孩子健康状况的关键信息，用于指导临床工作。儿科"小"吗？有些人习惯把儿科称为"小儿科"。"小儿科"成为价值小、水平低、不值得重视和极其容易做的事情的代名词。其实，儿科所做的事并不是小事。一方面，儿童健康事关每个家庭的幸福和国家民族的未来。我国 0~14 岁儿童人口数为 2.5 亿，儿科医师是这 2.5 亿孩子的保护神。另一方面，中国现代儿科学经历几十年的发展，已发展成分支齐全的综合性大学科。因此，儿科并不"小"！

美国儿科医学的创始人亚伯拉罕·雅克比有句非常著名的话："儿童不是

缩小版的成人。"同一疾病按小一号的体型减量给药是错误的，儿童应该有其独立的剂量范围和剂量起始基线。因此，"儿童不是缩小版的成人"是儿科与成人科室最重大的区别。儿童与成人的差异不仅仅体现在体格上，其有别于成人最大的特点是具有成长性。儿童从出生到发育成熟的过程，是一种连续但也具有明显阶段性的生长过程。在这个过程中，儿童全身各系统、器官及组织不仅在体积、重量上不断增大，更重要的是在此过程中其功能不断发育成熟。儿童各发育阶段的差异主要表现在器官功能、对疾病的免疫能力、对疾病的反应、所需药物剂量及对药物的耐受程度、心智发育及运动能力、情绪反应的方式和类型等方面。

那儿科学有哪些具体的特点呢？在基础医学方面，儿科学的特点主要包括解剖、生理、病理及免疫等。例如：在解剖和生理特点方面，随着体格发育的进展，身体各部位逐渐长大，各生理指标的正常值范围也在发生变化，熟悉各年龄儿童的体格发育规律和生理特点，才能正确判断和处理临床问题。在病理特点方面，对同一致病因素，儿童与成人的病理反应和疾病过程会有相当大的差异，如肺炎发生在小儿身上常为支气管肺炎，而在成人身上常为大叶性肺炎，维生素D缺乏发生在小儿身上常为佝偻病，而在成人身上常为骨软化症。儿科学在临床医学方面的特点主要体现在疾病种类、病因、临床表现、诊断、治疗、预后及预防等。例如：心血管疾病中的先天性心脏病、川崎病为小儿常见病；冠状动脉粥样硬化性心脏病则是成年人的常见病；儿科治疗强调综合治疗；小儿药物剂量必须按体重或体表面积仔细计算；儿童疾病往往来势凶猛，但如果能及时处理，度过危重期后，恢复也较快，且较少转成慢性或留下后遗症；预防接种是儿科预防工作重点，可预防严重威胁人类健康的急性传染病；需重视许多成年人疾病或老年疾病的儿童期预防；需重视儿童时期的环境条件和心理卫生对成年期的心理问题的影响；生长发育监测可于早期发现问题，提示尽早开始纠治。

儿童的生长发育是一个连续渐进的动态过程，不应被人为割裂认识。但是，在这个过程中，随着年龄的增长，儿童的解剖、生理和心理等功能确实在不同的阶段表现出与年龄相关的规律性，因此，在实际工作中我们将小儿的生长发育阶段按年龄分为胎儿期、新生儿期、婴儿期、幼儿期、学龄前期、学龄期及青春期，以便掌握。

儿科学的发展与展望

我国的中医儿科学的形成和发展已经历了数千年，其荟萃了中华民族数千年来小儿养育和疾病防治的丰富经验，随着中医学的发展而逐步形成了自己的理论和实践体系。2400余年前，中医鼻祖扁鹊提出"为小儿医"；在900年前的宋代，钱乙就建立了中医儿科学体系，被尊称为"中医儿科鼻祖"。新中国成立以后，在国家发展传统医学的政策支持下，中医儿科学和其他中医学科一样，进入了快速发展的新时期。

1949年前，我国的现代儿科学几乎是空白的。中华人民共和国成立以来，儿科事业得到很好的发展，为保障我国儿童的健康和提高儿童的生命质量起到至关重要的作用。我们以《2019年中国卫生健康统计年鉴》为主要参考，向大家介绍一下我国儿科学发展现状。首先看看我国新生儿死亡率从1990年到2016年的变化。下图直观显示：我国新生儿死亡率逐年下降，与1990年相比，2016

年我国新生儿死亡率已经明显低于越南和泰国，接近发达国家水平。到 2018 年，我国新生儿死亡率仅为千分之 3.9，其中，城镇为千分之 2.2，农村为千分之 4.7。这显示我国城镇新生儿死亡率与发达国家几乎一样，甚至优于美国、加拿大及俄罗斯 2016 年的数据。

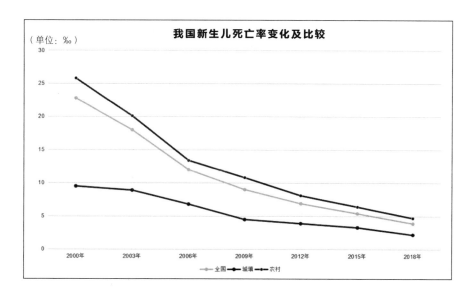

同样的，我国 1 岁以下婴儿的死亡率也在逐年下降，与 1990 年相比较，2013 年我国婴儿死亡率已经大幅度下降，明显低于越南和泰国，接近发达国家水平。到 2018 年我国婴儿死亡率仅为千分之 6.1，其中，城镇为千分之 3.6，农村为千分之 7.3，即我国城镇婴儿死亡率与发达国家几乎一样，甚至优于美国、加拿大及俄罗斯。最后看看我国 5 岁以下儿童死亡率的变化，也可得出同样的结论。这既得益于政府和社会的持续关注、儿童医疗服务体系和相关法规政策的逐渐完善，更离不开儿科发展与儿科医护人员的贡献。但应该看到，我国儿科学学科发展与西方发达国家相比，还有很大差距。儿童是祖国的未来，儿科发展举足轻重。儿童健康水平不断提升对我国人均预期寿命延长发挥了重要作用。1949 年之前，我国婴儿死亡率为 200‰左右，预期寿命仅为 35 岁；1981 年，我国婴儿死亡率为 34.7‰，预期寿命为 67.9 岁；到 2018 年，我国婴儿死亡率降至 6.1‰，预期寿命为 77 岁；中华人民共和国成立 70 周年时，我国人均预期寿命从 35 岁猛增至 77 岁。这其中最重要的贡献之一就是我国 5 岁以下儿童死亡率的下降。

诸福棠是我国现代儿科医学的奠基人，是中国儿科界非常有代表性的一位泰斗。儿科界同仁尊称他为儿科的先驱、权威、中国儿科之父；彭真同志赞誉他为"贤明国手、儿童福音"。《诸福棠实用儿科学》是我国第一本儿科学专著。除诸福棠外，在我国儿科学发展历程中还有很多泰斗人物，如高镜朗、张金哲、胡亚美、郭迪等，他们均为中国儿科学事业的发展作出了不可磨灭的贡献。这里我不细述他们的奋斗经历和业绩，只想通过他们的一生告诉大家，其实儿科医生是充满魅力的职业，是最长寿的医生职业之一。儿科医师长期与孩子们打交道，目之所及总是那么朝气蓬勃、充满阳光、活力四射。下图中的三位教授

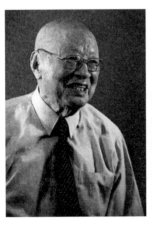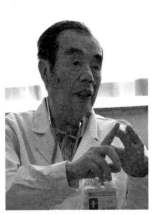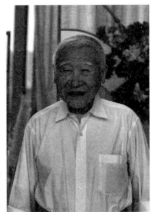

来自我们福建，左边这位是叶孝礼教授，儿童消化病学专家，原福建省立医院儿科主任；中间这位是陈新民教授，儿童心血管病学专家，中国人民解放军联勤保障部队第九〇〇医院儿科主任；右边这位是华云汉教授，原福建省福州儿童医院院长，儿童呼吸病学专家。他们三位是中国儿科医师终身成就奖获得者，是我们儿科医师的杰出代表，是我省儿科医师的骄傲。

作为儿科医生，你的工作帮助了孩子、家庭、社会。作为儿科医生，你托起的是明天的太阳！对儿童的今日负责，对儿童的今后负责，对家庭和社会负责，全心全意为儿童健康服务，是当代儿科医师的责任与担当。

谈及儿科，总绕不开儿科医疗资源的供需矛盾。改革开放以来，从计划经济到市场经济，由于儿科收费低，儿科医师收入少，我国儿科发展受到很大冲击。近年来，面对独生子女时代父母对孩子就医的高要求，和随后二胎时代激增的儿童就医需求，儿科供需矛盾日益凸显。在一篇于 2019 年发表在 *Pediatric* 杂志上、由上海交通大学医学院附属新华医院院长孙锟教授完成的中国儿科医生现状的调查报告中显示：2015~2016 年中国 31 个省 54214 家医院，共有 135524 名儿科医生，即每千名儿童只有 0.4 名儿科医生，儿科医生的平均教育水平较低；在"健康中国 2030"规划中，希望到 2030 年，我国每千名儿童儿科医生能够达到 0.69 名；目前儿科医生缺口近九万人。在中国儿科医生现状的最新调查报告中，可以看出儿科医生数存在着地区差异，我国东部和南部发达地区儿科医师相对较多，西部欠发达地区儿科医师相对较少，我们福建省虽然地处东南沿海经济发达地区，但与周边省份相比较，儿科医生数量也不足。因此，儿科医生紧缺问题不是小问题，加大儿科医生的培养力度迫在眉睫。

百余年前，中国近代思想家、政治家、教育家，"戊戌变法"领袖之一的梁启超在《少年中国说》中发出"少年强则国强"的呐喊。儿童健康事关每个家庭的幸福和国家民族的未来，是全民健康的基础。令人欣喜的是，近年来，儿科发展、儿科医生培养已经得到了国家的高度重视。2013 年，国务院、教育部、国家卫生健康委员会等多次就临床医学人才培养和儿童医疗卫生服务改革与发展等问题发文，可以说国家对儿科专业人才的培养、儿科医务人员的待遇提升等方面的支持力度都是前所未有的。

"健康中国 2030"规划纲要提出：儿童健康是全民健康的基础，是经济社会可持续发展的重要保障；坚持儿童优先发展战略，关注儿童健康事业，促进儿童全面发展，为经济社会可持续发展提供健康的人力资源。在这些政策的支持下，儿童医院数量明显增加，儿科服务能力不断提升，儿科医务工作者数量逐步增多，儿童医疗供需矛盾有所缓解。尽管"短板"依然存在，但 13 万儿科医生凭借对职业始终不变的爱，坚守岗位、敬业奉献，扛起了 2.4 亿儿童的健康重任。2016 年中华医学会儿科学分会提出"儿科强，儿童强，中国强"的口号，说出了儿科医师坚守儿科的理由、信念和追求，这是儿科同仁们面对现状不忘初心、继续前行的力量源泉。我们希望有更多同学能够加入我们的队伍里来，共同为儿童健康，为我国的儿科事业添砖加瓦，贡献青春。展望未来，儿童疾病谱的变化、儿科诊疗技术与模式正在发生重要转变，新技术不断涌现，随着国家医疗体制改革和国家政策导向的落实和完善，儿科未来发展，挑战与机遇并存！

本素材思政目标及解读

习近平总书记在全国高校思想政治工作会议上强调，要坚持把立德树人作为中心环节，把思想政治工作贯穿于教育教学全过程，实现全程育人、全方位育人。在《儿科学》教学过程中，在讲授知识的同时，应提炼教学内容中的育人元素和资源，把政治认同、国家意识、文化自信、人格养成等思想政治教育导向与课程固有的知识、技能传授有机融合，实现知识传授、价值塑造和能力培养的多元统一。

绪论课为课程之开篇，是一门课程的总纲与全书内容缩影。通过绪论课教学，以期引起学生关注、激发学生探究本门课程的好奇心。这需要教学者具有大格局、新高度和宽视野，通读大量背景文献、书籍和教材，突出学生主体，准确认知绪论课程在整体教学过程中的重要作用。做到在首堂绪论课教学中把专业知识讲得通透，进而激发学生的求知心，奠定学生之后学习的内生动力基础。

本章节介绍了我国儿科学的发展史，让同学们懂得在我国儿科学发展历程中，有千千万万的儿科前辈为中国儿科事业的发展作出不可磨灭的贡献；同时，通过纠正可能存在的对儿科学的误解和不公正的认识，让同学们认识到儿科并不是"哑科"，儿科医生有自己特殊的本领，懂得了"哑语"，会耐心地聆听孩子的哭闹，从中获得孩子健康状况的关键信息，用于指导临床工作；儿科不姓"小"！儿科所做的事情并不是小事情；我国0~14岁儿童人口数为2.5亿，儿科医生是这2.5亿孩子的保护神；中国儿科学经过几十年的发展，已发展成分支齐全的综合性大学科。因此，儿科医生是了不起的，他们所从事的职业是阳光的、是充满魅力的。

本章节还通过介绍"健康中国2030"发展愿景及国家对加强儿童医疗卫生服务改革与发展的政策，让同学们认识到儿童健康是全民健康的基础，是经济社会可持续发展的重要保障；让同学们明白"健康中国2030"提倡坚持儿童优先发展战略，关注儿童健康事业，促进儿童全面发展，为经济社会可持续发展提供健康的人力资源。同时，希望有更多的年轻学子们能够加入儿科医生的队伍中，共同为儿童健康，为我国的儿科事业添砖加瓦，贡献力量。

与专业内容的融合点

儿科学为临床医学专业的"骨干课程"。"儿科学绪论"对本课程进行了综合性概括和介绍，在整个学科的教学中具有特殊的教学地位和意义。儿科学理论课教学的第一课在介绍儿科学绪论的基本教学内容的基础上，提炼教学内容中的育人元素和资源，引导同学们对儿科学这门学科产生正确认识，并加深对其的理解，形成协同效应，启发学生的学习热情，让思政元素内化于心，外化于形，促使同学们在未来的行医道路上，在专研学术知识的同时，加强自身人文素养，始终秉承一颗仁爱之心，做一个德才兼备的临床医生。

本次课讲授儿科学绪论，主要跟大家介绍儿科学的任务和范围、儿科学的特点、儿童年龄分期及儿科学的发展与展望等方面的内容。其中，儿科学的特点、儿童年龄分期及各年龄期儿童的主要特点为本节课的教学重点。本节课是开展课程思政的最主要时机，课程思政教育贯穿其中，在学生掌握教学目标要求的同时，润物细无声地实现"儿科学"课程教学的宗旨，即"有理想，有温度，有情怀"。

教学方法

儿科学为临床医学专业的"骨干课程"。"儿科学绪论"对本课程进行了综合性概括和介绍，在整个学科的教学中具有特殊的教学地位和意义。该课程拟采用讲授和讨论为主要教学形式。

课前推送"慕课"（一种大型开放式网络课程）。讲师以一位儿科医师和儿科学教师的双重身份介绍"儿科学"及其发展历程，儿科医师的优秀代表及其业绩，儿童健康在生命全周期、健康中国中的重要作用。

课中通过"雨课堂"（一种连接师生的智能终端）授课。讨论议题如下：①如何看待有些人对儿科是"哑科"的认知？②如何看待目前儿科医师短缺问题？③成人用药与儿童用药有何区别？是否能将成人药应用于儿童？④百余年前梁启超曾发出的"少年强则国强"的呼喊，对此你如何理解？⑤儿科年龄分期及其临床意义。

课后拓展学习。推荐学生阅读下述参考文献，并观看纪录片《医者仁心》第 30 期《江载芳：她把一生奉献给了医学》。

儿童健康事关每个家庭的幸福和国家民族的未来。儿科学理论课教学的第一课在介绍儿科学绪论的基本教学内容的基础上，提炼教学内容中的育人元素和资源，引导同学们对儿科这门学科产生正确认识，为同学们学好本门课程打好基础，同时，帮助同学们加深对学科的理解，形成协同效应，启发学生的学习热情，让思政元素内化于心，外化于形，促使他们在未来的行医道路上，在钻研学术知识同时，加强自身人文素养，始终秉承一颗仁爱之心，做一个德才兼备的临床医生。

参考资料

参考文献

［1］首都医科大学附属北京儿童医院.诸福棠:中国现代儿科学奠基人［J］.中华儿科杂志，2010，48（2）：81-84.

［2］陈挥，宋霁.高镜朗:中国儿科泰斗［J］.医学与哲学，2012，33（10A）：78-80.

［3］佚名.一代儿科宗师诸福棠教授［J］.临床儿科杂志，2004，22（5）：259-261.

［4］杨永弘.读诸福棠教授旅欧札记有感［J］.中华实用儿科临床杂志，2016，（4）：319-320.

［5］叶礼燕，蔡忠钦.善于继承，勇于创新——记叶孝礼教授［J］.中华儿科杂志，1999（3）：191.

［6］ZHANG Y, HUANG L, ZHOU X, et al. Characteristics and workload of pediatricians in China［J］. Pediatrics. 2019, 144（1）：e20183532.

［7］WUA W J, TANGA Z J, CHENA J Y, et al. Pediatric drug development in China：Reforms and challenges［J］. Pharmacological Research, 2019, 148: 104412.

［8］国家卫生健康委员会.2019中国卫生健康统计年鉴［M］.北京:中国协和医科大学出版社，2019.

［9］中国医学论坛报社.壮丽 70 年：新中国医学力量［M］.北京：人民卫生出版社，2019.

其他参考资料

· 《"健康中国 2030"规划纲要》

· 《关于印发加强儿童医疗卫生服务改革与发展意见的通知》

· 《江载芳：她把一生奉献给了医学》（《医者仁心》节目第 30 期）

视频链接：https：//v.youku.com/v_show/id_XNDUyNTMzNTE4MA==.html

· 《儿科不姓"小"，70 年变化大》（作者：孙云）

文章链接：https：//www.sohu.com/a/343984363_120967

（吴斌）

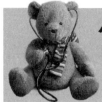

儿童早教，应该有多早
《儿科学》第二章第二节
"儿童生长发育"教学中的思政设计

▌素材故事

视频《儿童早教》

视频链接：https：//www.iqiyi.com/v_29togjbbta8.html

俗话说："三岁看大，七岁看老。"早教一直是每个父母所关注的问题。大家都希望自己的孩子比别人的好，于是很多孩子在还不到上学年龄的时候，就已经开始学习各种东西了。究竟这样是让孩子更好地接受了知识，还是让孩子成为学习的机器呢？

一句"不能让孩子输在起跑线上"让很多的父母不得不在孩子才刚刚认识外界事物的时候，就开始给他们买各类的早教卡片，让他们上早教机构学习……于是，一个什么都还不懂的孩子，可能就已经认识几十个甚至几百个汉字和全部拼音了。

那么，孩子的早教到底要多早开始？早教班到底要不要上呢？看看这个视频，或许会对大家有所启发。

视频《儿童早期教育，该不该去早教班》

视频链接：https：//www.iqiyi.com/v_25gaalksan8.html

媒体评论员张春蔚根据自己的个人经验，谈到了儿童早期教育的必要性，也强调了家庭教育才是儿童早教的主导。

视频《家庭早期教育》

视频链接：https：//www.iqiyi.com/v_ql68ocyvys.html

视频里有一对以色列夫妇和他们的孩子。妈妈在车里清唱《One Day（一天）》，爸爸负责和声与伴奏，小宝宝也被优美的音乐带动着一起舞动。一家三口就像天使一样，给大家带来欢乐与平和，画面好温馨。

鲍秀兰教授致力于促进中国儿童早期发展的事迹

鲍秀兰教授为北京协和医院儿科主任医师，中国协和医科大学儿科教授，首都儿科研究所专家门诊部特聘专家，兼任中国优生优育协会理事和儿童发育专业委员会主任委员，中国关心下一代专家委员会委员等。其从事儿科临床、研究和教学工作已经60余年，对儿科常见病有较丰富的临床经验，擅长新生儿行为评估、婴幼儿发育指导、0~3岁早期教育、高危新生儿早期干预、智力低下和脑瘫防治以及各种矮小疾病诊治。

其主编《新生儿行为和0~3岁教育》《挖掘儿童潜能始于零岁》《塑造最佳的人生开端——新生儿行为和0~3岁潜能开发指南》《三维养育全书》《矮身材儿童264个怎么办》等专著及《新生儿神经行为测定》《让您的宝宝更聪明——儿童早期教育与智力开发》和《婴儿科学健身法》等音像制品；发表论文90余篇，代表作有《正常新生儿行为测定》《中国12（个）城市正常新生儿20项行为神经评价》。

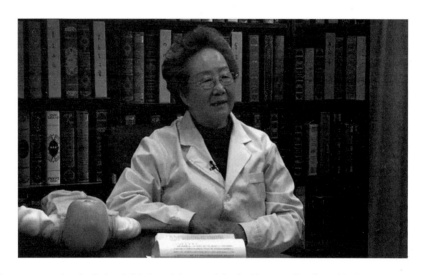

　　《应用 20 项新生儿行为神经测定预测窒息儿预后》《垂体人生长激素治疗垂体侏儒》《早期干预促进窒息新生儿智能发育的观察》《早期干预促进早产儿智力发育》等多篇论文获得《中华儿科》杂志或中华儿科学会的优秀论文奖。获得国家科技进步奖三等奖 1 个，卫生部科技进步奖二等奖 1 个和三等奖 3 个，北京市科技进步奖 1 个。2004 年获第四届"中国内藤国际育儿奖"。

　　鲍教授致力于新生儿神经行为和婴幼儿早期教育科研的研究，指导和帮助了无数孩子的成长，很多年轻父母的家中也都有她的书籍。在微博上她有 500 多万粉丝，曾说过"为孩子塑造一个最佳的人生开端，是我一生的最大心愿"。大家都亲切地叫她"鲍奶奶"。

本素材思政目标及解读

　　本章节素材故事的思政要点为"健康中国，促进儿童早期发展的理念"。

　　在前三个素材故事后，抛出话题——"儿童早期教育应什么时候开始，如何开展"是很多家长关心的问题，进而引申出，关注儿童早期教育，首先要熟悉儿童生长发育的规律性。那么，儿童生长发育有什么样的规律呢？

人的生长发育是指从受精卵到成人的成熟过程。生长和发育是儿童不同于成人的重要特点。生长是指儿童身体各器官、系统的长大，可有相应的测量值来表示其量的变化；发育是指细胞、组织、器官的分化与功能成熟。生长和发育两者紧密相关，生长是发育的物质基础，生长的量的变化可在一定程度上反映身体器官、系统的成熟状况。儿童的生长发育是连续的、有阶段性的过程，各系统、器官生长发育不平衡，生长发育可以找出一般规律，但具体又有个体差异。在整个儿童时期，生长发育不断进行。各年龄阶段生长发育有一定的特点。不同年龄阶段生长速度不同。例如体重和身长在出生后第 1 年，尤其前 3 个月增长很快，第 1 个月为出生后第一个生长高峰；第 2 年后生长速度逐渐减慢，至青春期生长速度又加快，出现第二个生长高峰。人体各系统、器官生长发育不平衡，遵循一定规律。如神经系统发育较早，脑在出生后 2 年内发育较快；淋巴系统在儿童期迅速生长，于青春期前达高峰，之后逐年下降；生殖系统发育较晚；其他系统，如心、肝、肾、肌肉的发育基本与体格生长一致。各系统发育速度的不同与儿童不同年龄阶段的生理功能有关。儿童生长发育虽按一定的总规律发展，但因在一定范围内受遗传、环境的影响，存在着相当大的个体差异，每个人生长的"轨道"不会完全相同。

那么生活中影响儿童生长发育的因素有哪些呢？影响生长发育的因素主要包括遗传因素和环境因素。父母双方遗传因素决定小儿生长发育"轨迹"，如特征、潜力、趋向、种族、家族的遗传信息影响深远，其包括皮肤／头发颜色、面部特征、身材高矮、性成熟迟早、对营养素需要量、对传染病易感性等。严重影响生长的遗传代谢缺陷病、内分泌障碍、染色体畸形等，与遗传直接相关。那么该如何促进儿童的生长发育和早期发展呢？家庭环境对儿童健康的重要作用易被家长和儿科医师忽视。良好的居住环境，如阳光充足、空气新鲜、水源清洁、无噪声、无噪光、居住条件舒适，配合良好的教养、良好的生活习惯、科学护理、体育锻炼及完善的医疗保健服务等，是促进儿童生长发育达到最佳状态的重要因素。近年来，全社会对儿童健康的影响高度关注。战争中的伊拉克儿童健康状况急剧下降，就是社会环境影响儿童健康的最好例证。

那么儿童是否需要进行早期教育呢？为解决这一问题，我们需要先明白儿童神经心理发育的相关基础知识。神经心理发育是儿童健康成长一个重要方面，与体格发育具有同等重要意义。神经心理发育包括感知觉、运动、语言、情感、思维、判断和意志性格等发育。神经心理发育是以神经系统发育和成熟为物质基础，与体格发育相互影响。神经心理发育的异常可能是某些系统疾病的早期表现，因此，了解儿童神经心理发育规律对疾病的早期诊断很有帮助。那么，父母在实施早期教育之前，应该了解婴幼儿智能发育的规律，如什么时候宝宝会翻身、坐、爬、站和走，什么时候会认人和学说话，什么时候会伸手抓东西等。按照发育规律，父母可提前一个月左右，促进宝宝这一阶段能力的发展，如5~6个月宝宝会坐，那么4个月的时候父母就可以开始让宝宝练习坐一坐。

儿童的运动发育又称神经运动发育。运动发育分为大运动（包括平衡）、精细运动。运动发育规律为"自上而下，由近到远，不协调到协调，先正向动作后反向动作"。儿童的平衡与大运动（gross motor）包括以下内容。①抬头：

新生儿俯卧时能抬头 1~2 秒；3 个月时抬头较稳；4 个月时抬头很稳。②坐：6个月双手向前撑住能坐；8 个月能坐稳。③翻身：7 个月时能有意识地从仰卧位翻身至俯卧位，然后从俯卧位翻至仰卧位。④爬：应从 3~4 个月开始训练；8~9个月可用双上肢向前爬。⑤站、走、跳：11 个月时可独自站立片刻；15 个月可独自走稳；24 个月可双足并跳；30 个月会独足跳。如果出现以下临床表现，需警惕大运动发育迟缓，如 4 个月不能抬头，8 个月不能翻身和独坐，13 个月不能独自站，15 个月不能独自走。儿童的精细运动（fine motor）是指手指精细运动的发育。新生儿两手握拳紧；3~4 个月握持反射消失后手指可以活动；6~7个月出现换手与捏、敲等探索性动作；9~10 个月时会用拇食指拾物，喜撕纸；12~15 个月学会用匙，乱涂画；18 个月时能叠 2~3 块方积木；2 岁时可叠 6~7 块方积木，会翻书。

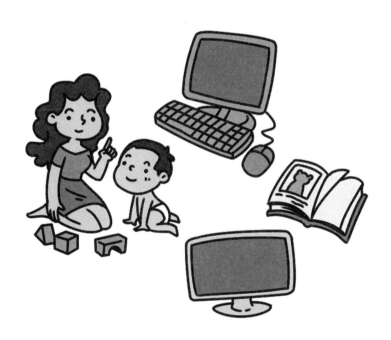

儿童的语言发育是其脑发育、成熟过程中，在语言环境刺激作用下获得的一种能力，是儿童全面发育标志。脑发育与成熟是语言与言语发育的神经基础和心理基础。语言发育与大脑、咽喉部肌肉的正常发育及听觉的完善有关，要经过发音、理解和表达 3 个阶段。新生儿已会哭叫，3~4 个月咿呀发音；6~7 个月能听懂自己的名字；12 个月能说简单的单词，如"再见""没了"。18 个月能用 15~20 个字，指认出家庭主要成员的称谓；24 个月能指出简单的人物名和图片，而到 3 岁时能指认许多物品名，并说由 2~3 个字组成的短句；4 岁时能讲述简单的故事情节。如果发现孩子 14 个月不会说单词（名词），24 个月不会组合 2 个不同音节的词（动词），30 个月不会说短句（关联词），这些可能是言语发育迟缓的临床表现，需引起警惕，并及时干预。

鲍秀兰教授曾提出如何从零岁开始挖掘婴幼儿的潜能，尤其是脑力潜能，并且介绍了 0~3 岁儿童早期教育大纲的理论依据和实施方法。那么，为什么教育最好从新生儿开始，婴儿神经系统发育的特点是什么呢？婴幼儿时期是心理发展最迅速的时期，年龄愈小，发展愈快。在 3 岁以下，特别是在 0~1 岁，小儿的智能发展日新月异。小儿的智能发展的基础是大脑，出生后头几年是其大脑发育最迅速的时期，新生儿脑重 370 克，6 个月时为 700 克，约为出生时的 2 倍（占成人脑重的 50%），2 岁时为出生时的 3 倍（成人的 3/4），4 岁时为出生时的 4 倍，已与成人接近，但体重仅为成人的 27%，因此，大脑是先发育的。人脑中的神经细胞增殖期是从妊娠前 3 个月至生后 1 岁，过了此时期，神经细胞不再复制或再生。而维持神经细胞的营养、传导等支持细胞的增殖是从妊娠后期延续至生后 2 岁。

鲍秀兰教授从 20 世纪 80 年代开始，认识到新生儿有非常奇妙的能力。其产生了从新生儿开始进行早期教育的研究想法，利用新生儿神经行为评分来有效评估新生儿运动神经行为，并通过在出生以后指导家长按照婴幼儿智能发育的规律，促进婴幼儿运动、认知、语言和社会交往能力等的培养，取得良好的效果，早期教育组的婴幼儿平均心理发育指数比常规育儿组婴幼儿高出 8.7 分。随访结果显示，这些孩子后续的发展都很好。20 世纪 90 年代，她又在北京方庄社区进行了婴幼儿早期教育的研究，取得更加良好的结果，早期教育组宝宝的智力发育指数，比常规育儿组高 19 分。通过早期教育的孩子，身体健壮，爱学好问，社会适应能力强，从小有爱心。因此，鲍教授提出"0~3 岁是儿童最佳的人生开端"。

我们可从鲍秀兰教授的事迹介绍，引申至儿童神经心理发育评价。如何进行儿童的神经心理发育评价？神经心理发育评价根据测试内容、目的、组织形式等，有不同的方法。根据目的的不同，最常见的神经心理发育工具可分为筛查和诊断两大类。筛查（评估）工具需要能够符合儿童发育的动态变化特点，主要是针对大规模人群进行定期监测和筛查，在社区基层儿科广泛使用。发育筛查有助于识别可能需要获得早期干预或康复服务的婴幼儿，并尽早使其接受专业医疗人员的诊断性评估及后续康复干预。其特点是，评估过程中家长或主要照护若参与较多，花费较低的成本就能完成。诊断性评估工具需要具有资质的专业人员使用，因此它不仅用于评估儿童是否符合接受早期干预、康复治疗的条件，也为进一步的康复干预服务提供指导。儿科临床中最常用的诊断性测试有贝利婴儿发展量表、格塞尔发育量表、格里菲斯发育评估量表、韦氏学前及初小儿童智能量表（韦氏儿童智能表修订及小儿行为评定量表）等。在评价儿童的智能时，常常用上述各种智力量表，结合儿童适应行为评定量表，对儿童智能发育迟缓做出诊断。

儿童的发展是遗传和环境相互作用的结果，其学习能力是有关键期的，在某一特定时期或阶段中最易获得和形成，错过这个时期，就不能获得或达不到最高的水平。早期教育是一种有组织、有目的的、丰富环境的教育活动，按照婴幼儿运动、智能和情绪发育的规律，促进婴幼儿全面发展，使他们的潜能得到最大限度地发挥。

孩子是祖国的未来、民族的希望。今天关心与教育孩子，就是在塑造明天的创造者和建设者。孩子在婴幼儿时期生长发育迅速，具有很大的发展潜力，如果在这一时期受到正确的引导与教育，就可以在体、智、德、美诸方面奠定良好的基础。这是一项具有战略意义的工作，这项工作必须从婴幼儿时期抓起。

孩子来到世上以后，第一个生活环境是医疗环境，第一任守护者是医护人员，医疗卫生保障在这一时期占有很重要的地位，它是建设社会主义精神文明的重要组成部分。为了使祖国事业兴旺发达，后继有人，作为儿科医师要关爱下一代，探索儿童早期发育规律，为家庭提供早期保育和教育指导。

以上的儿童早教故事可激发学生的学习兴趣，增加其对理论知识的理解，体现了医学科学家鲍秀兰教授的科学素养和人文素养，让学生体会勤于思索、坚持不懈、无私无畏的儿童早期教育科学研究工作的重要意义。同时，让学生了解中国科学家在儿童早期发展领域作出的重要贡献，它不仅代表了我国的儿童保健水平，也是我国"儿科人"对世界的贡献，鼓励学生在科学研究中既要善于抓住机遇，又要自信勤奋。

本素材涉及的问题

（1）儿童生长发育的规律是什么？

（2）影响儿童生长发育的因素有哪些？

（3）该如何促进儿童的生长发育和早期发展？

（4）儿童是否需要进行早期教育？关于儿童神经心理发育的相关知识有哪些？

（5）父母在实施早期教育之前，应该了解婴幼儿智能发育的规律是什么吗？

（6）为什么教育最好从新生儿开始？婴儿神经系统发育的特点是什么？

（7）如何进行儿童的神经行为心理评价？

与专业内容的融合点

通过对素材故事的学习，激发学生的学习兴趣，增加其对理论知识的理解，对临床疾病的认识，同时有助于提高学生动脑能力，培养独立思考能力，加深学生对专业内容的理解。本章节内容与专业内容的融合点主要表现在以下方面。

（1）儿童生长发育规律。

（2）儿童生长发育的影响因素。

（3）儿童神经心理发育的相关知识。

（4）婴儿神经系统发育的特点。

（5）婴幼儿智能发育的规律。

（6）婴幼儿神经行为学的评价。

本素材故事与教学目标相互呼应，同时联系生活实际与临床，更易于在学生掌握教学目标内容的同时，贯穿思政教育。引导学生在当今社会要注重健康，敢于挑战自我，挑战医学，若想具有精湛的临床医学技能，首先要具备扎实的基础理论知识。

教学方法

本章节以讲授和问答互动为主要教学形式，在素材故事播放后，运用提出问题的形式启发学生思考儿童早期发展的社会问题，引申生长发育的规律和影响因素。与教学目标相互呼应，在帮助学生理解记忆专业知识的同时，贯穿思政教育于其中，培养了学生热爱生命、关注健康、敢于挑战的意识。鲍秀兰教授的事迹体现了中国学者在临床实践中，经过坚持不懈的努力，最终促进儿童早期教育的发展，并迅速将儿童早期发展干预应用于临床，效果显著。这让学生更加深刻地认识到儿童早期教育的重要性，同时启发学生认识到科学思维、科学研究和科学精神对于儿童早期发展的重要性，思政教育贯穿其中。

参考资料

［1］鲍秀兰,孙淑英.挖掘儿童潜能始于零岁: 新生儿行为和0~3岁教育［M］. 北京: 中国协和医科大学出版社, 1998.

［2］鲍秀兰,虞人杰,李着算,等.150例正常新生儿神经行为测定和评价［J］. 实用儿科杂志, 1988, 7（2）: 83-84.

［3］鲍秀兰,虞人杰.中国12城市正常新生儿20项行为神经评价［J］. 中华儿科杂志, 1990, 28（3）: 160-162.

［4］鲍秀兰.0~3岁: 儿童最佳的人生开端［M］.北京: 中国发展出版社, 2005.

（邵巧燕）

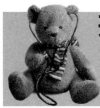

孤独的星星
《儿科学》第二章第七节
"孤独症谱系障碍"教学中的思政设计

▍素材故事

电影《雨人》

1988 年，美国著名的电影导演巴瑞·莱文森（Barry Levinson）推出了一部以天才孤独症（又称"自闭症"）患者为题材的影片《雨人》（Rain Man），获得了奥斯卡金像奖、金球奖等诸多奖项。

电影描述了这样一个故事。债务缠身的青年汽车商查理收到父亲去世的消息，父亲将 300 万美元的遗产都留给了一个从未听说过的哥哥。这事情太蹊跷了，查理愤愤不平，决定去寻找真相。查理哥哥叫雷蒙，即"rain man（雨人）"，这是他对自己的称呼。雷蒙住在疗养院里，是孤独症患者。为得到这笔钱，查理决定拐走哥哥。他将哥哥从疗养院里"偷"了出来，开始了一段奇特的旅行。

雷蒙不愿乘飞机、不愿上高速公路、每天要看固定的电视节目、每餐要吃固定食品、只穿一种品牌的内裤……这些都让查理百般不解，哭笑不得。为了那笔遗产，查理无可奈何地忍耐着。之后，查理无意中发现哥哥具有天才一般的记忆力和心算能力——他们在饭店里打翻了牙签盒，雷蒙脱口说出了牙签的数目。查理如获至宝，带着哥哥闯进赌场，大杀四方，赢得了大笔钱财。

在朝夕相处中，兄弟俩逐渐产生了感情，大团圆结局指日可待。但是——你当然知道不会这么顺利——雷蒙无法适应外面的世界。他需要宁静、有规律的生活，外界的纷繁变化很容易让他陷入混乱之中。最后，兄弟俩不得不分离，雷蒙重新回到了疗养院。

电影《雨人》的原型，金·皮克（Kim Peek），是美国犹他州盐湖城的一个孤独症患者，然而他却被人称作"专家"，因为他拥有超常记忆能力，精通从文学到历史在内的 15 门学科，能一字不漏背诵至少 9000 本书的内容。

当皮克 1951 年出生时，医生发现在他的头颅右侧有一个水疱。此后对其全脑部进行扫描时，医生发现了许多异常：联系左、右脑半球的胼胝体根本不存在，大脑前部和后部的连接也缺失。左脑半球显示出异常，小脑比常人的小，为液体包围。

皮克的父母始终没有放弃他，并以全部的爱心带他融入社会。当皮克 16 个月大时，他的父母就像一般家长一样，开始读一些书籍给他听，而且边读边拉着皮克的手指顺着每一本书的内容滑过，没想到皮克竟能记下父母念的每一本书，并立即将方才听到的内容说出来。他的脑子就像是一个庞大的资料库，可以过目不忘，还能自动搜索。父亲从皮克青少年时起，便带着他去社区的机构担任义工。1969 年，18 岁的皮克被父亲安排到一个针对成年残障人士的研究机构工作，而他竟可以不必使用计算器，就准确计算出每名员工工作时数所该领的薪水。此后，他又跟着父亲在许多社区的残障服务中心担任义工，以自己的例子为有肢体与心智障碍的人带来欢乐。

当社会各界知道电影《雨人》是以皮克的经历为蓝本后，竞相向他发出邀请，父亲带着他到美国许多社区、中小学、大学、福利机构拜访与演讲，而且不收取演说酬劳。皮克与父亲10多年来不断奔走，最终的目的是希望告诉社会大众有关孤独症的种种，以及分享皮克的个人经历。

2009年12月19日，58岁的皮克因突发严重心脏病不幸去世，结束了他富有传奇色彩的一生。据皮克的父亲法兰透露，皮克在去世几周前罹患上呼吸道感染，又因病情恶化导致突发心脏病，由于病情严重，最终在犹他州盐湖城附近的默雷市医院病逝。

父亲法兰表示，让他欣慰的是，虽然皮克直到去世时仍是一名孤独症患者，但他却在有生之年能够有机会受邀到美国各地的校园、社区图书馆，甚至在华盛顿的官员面前演讲，展现他的博学以及超强的记忆能力，这让他得以走出孤独症的黑暗世界，拥抱更广大的群众。法兰悲恸地说："他所知道的一切事情都让人难以置信。他曾先后乘飞机旅行将近300万英里（1英里约为1609米）、对总计近6000万人演讲，其中一半听众都是学生。"

孤独症患者的感受与成长——天宝·葛兰汀

天宝·葛兰汀（Temple Grandin）是孤独症患儿。她在仅有6个月大的时候，便显现出许多孤独症征兆，被搂抱时身体会僵硬，并且拼命挣扎着想要被放下来。2岁的时候，她明显对味道、声音、气味和触觉过于敏感。对她来说，穿衣是一种折磨——某些纤维碰触她的身体时，她感觉就像砂纸摩擦着她的皮肤一样。当各种感觉不断向她席卷而来时，她尖叫、狂怒并扔掷东西。在其他时候，她发现自己总是专注于一件事物——自己的手、一个苹果、一个旋转的硬币，或是从她指间缓缓流过的沙子。用她自己的话来说，这些东西可以使她退缩进一个有秩序的、能够预测的临时避难所。

一位护理人员按照当时的惯例，建议把葛兰汀送进福利机构，但葛兰汀的母亲拒绝了。母亲让葛兰汀参与了一个为言语障碍儿童设立的治疗项目。班级规模很小，高度结构化。尽管这个项目并非为治疗孤独症而设，但其方法却对葛兰汀起了作用。到3岁半的时候，葛兰汀开始讲话。5岁时，她进入了正规的幼儿园。葛兰汀将她的成功归功于她生命中的几位关键性人物：她的母亲，她一直坚持寻求治疗和教育；她的治疗师，他们阻止了她退缩到内部世界中去；她的一位中学教师，他帮助她从最初的对动物感兴趣发展到从事与动物有关的职业。

葛兰汀在动物学方面有着特殊的天分，她对于动物的需求具有惊人的洞察力。她可以用脑海里放映画面的方式进行视觉思考，再加上她意识到自己的特殊需要，因而发明了既可以帮助家畜又可以帮助自己的减压装置——拥抱机。这种机器提供了控制压力变化的方式，可以帮助牛和人的身体放松。她发现在使用拥抱机之后，自己的攻击性变小了，过敏的程度也降低了。凭着自己对动物的热爱，并且在自身灵感的指引下，葛兰汀还设计了管理牛群的人性化装置和设备，它们在全世界得到应用。由于具有超强的视觉感，她可以在头脑中计划和设计这些复杂的工程。在画出蓝图之前，她可以精确地想象出新的复杂设备，并想出不同的装置部件如何安装在一起。

葛兰汀一生都在与孤独症进行斗争，她还取得了动物学保健护理师的学位。如今，她是美国科罗拉多州立大学动物科学专业的副教授，拥有亚利桑那州立大学和伊利诺伊大学的动物学硕士与博士学位。毕业后她成为一个家畜管理设备的专业设计师，成立了自己的公司。她还发表了 200 多篇专业设计方面的论文，出版了数本有关孤独症的著作。她的经历被拍成了电影 *Temple Grandin*，中文译名为《自闭历程》。她在著作中写了这样一段话。

1943 年，卡勒提出"孤独症"这个名词，用在与此相关的各种症状上。若干年后，我被诊断为孤独症。多年来，我读到许多资料，知道仍有许多父母（还有许多专业人士）认为：一旦患上孤独症，终身就为孤独症。这种宣告的意思是，许多被诊断患有孤独症的儿童（就像我童年早期一样）将要悲惨、忧愁地过完一生。对持这种看法的人而言，他们简直难以理解，孤独症的特征怎么可能加以矫正和控制。但是，我自己就是一个活生生的见证，足以证明孤独症的特征的确是可以矫治和控制的。对于在 5 岁以前只具备有意义的语言技巧的孤独症患儿而言，这种情况似乎特别现实。

今天，我已经将近 40 岁了。我是一个事业有成的牲畜处理设备的设计师，是目前非常少数的专业设计师之一。世界各地的公司都找我提供建议，为他们设计特别的设备。我也经常为专业刊物撰稿，并且在全国各地的专业会议上发表演说。目前，我正要修完我的畜牧学博士学位。我的生活正常，完全独立自主，没有经济上的忧虑。

我的遭遇是不同的。我为孤独症患者的父母及专业人员提供了希望，因为我曾被贴上孤独症的标签。某些临床医生可能在我的故事中留意到我母亲所写的一些传记，并且说我有太多"正常的"行为——我是被人误诊了。加州大学洛杉矶分校的玛瑞昂·席格门及彼得·孟迪发现，孤独症患儿与社交有关的行为，比许多人所知道的要多得多。但与作为控制组的正常儿童及智障儿童相比，孤独症患儿听从母亲命令的情况与后两组一样。

孤独症患者的婚姻——唐娜·威廉姆斯

唐娜·威廉姆斯（Donna Williams）也是一位孤独症患者，她于 1963 年出生于澳大利亚。幼年时父母老是吵架，而威廉姆斯也常受到母亲的虐待。她在周围人把她当作"异常儿童"处理的年代度过了她的童年时代，从小就因"孤独症的世界"同"常人的世界"的差异而感到苦恼。幸运的是，她遇见了一个很好的心理医生，经过顽强的努力，她终于考入大学学习精神医学专业，这时她才知道自己患有孤独症。于是她将自己从幼年时代起的记忆整理成文，写成四部曲式的著作。第一部是《无处无人：一个孤独症女孩的非凡自传》（*Nobody Nowhere：The Extraordinary Autobiography of an Autistic Girl*），描写了孤独症患者的内心世界及生活状况。该书在全世界成为畅销书，被译成十多种语言出版。之后的 3 本书也为她带来极高的声誉和极大的成功。她还与同为孤独症患者的伊安结了婚。

本素材涉及的问题

（1）为什么孤独症患者被称为"来自星星的孩子"？

（2）孤独症是精神病吗？

（3）孤独症儿童及其家庭将面临什么样的困难？

（4）孤独症儿童有没有未来？

结合思考题（1）

孤独症谱系障碍（autism spectrum disorder，ASD）简称孤独症，与自闭

症同义，是一组以社交沟通障碍、兴趣或活动范围狭窄以及重复刻板行为为主要特征的神经发育性障碍。它的诊断是基于病史和行为观察的结合，评估在社会沟通、社会互惠、重复和刻板的行为和兴趣方面的缺陷。ASD的这些核心症状通常在2岁左右表现出来，并伴随着大脑解剖、功能和连通性方面的发育差异，这些差异影响着整个生命周期的行为。ASD的病因是复杂的，目前，医学协会推荐在所有ASD患者中使用染色体微阵列和脆性X检测进行分子诊断检测，而辅助的临床全外显子组测序可能有助于那些有先天性异常或不明原因的合并疾病的患者。潜在的非遗传风险因素包括母体条件、妊娠并发症、药物和接触有毒物质。这些危险因素大多在产前和围产期影响大脑发育。

人们形容孤独症儿童为"来自星星的孩子"，就是因为他们像是拥有一套不属于地球人的思维方式，无法正常与人沟通，不能进行正常的语言表达和社交活动，大部分智力受损，智商低于常人，难以照顾自己，无法独立生活。

结合思考题（2）

《精神障碍诊断与统计手册》第五版（DSM-5）明确表明，孤独症不是一种精神病。相反，孤独症被包括在"神经发育障碍"的领域内。其通常在学前阶段很明显，特征是在认知、心理、沟通、社会、适应和/或运动功能方面的特殊发育障碍。该分类还包括智力障碍（智力发育障碍）、沟通障碍、注意力转移障碍/多动障碍、特殊学习障碍和运动障碍。他们中很多人终身需要照顾，如果有及时的矫治与教育，症状也会改善。

以往的研究将"雨人"归类为阿斯伯格综合征患者——是孤独症谱系障碍中最引人注目的一种。阿斯伯格综合征患者常被称为"白痴天才"，因为他们具有"孤岛智力"。这是指他们的智力发展极端不平衡，在其他各项能力都低下的情况下，却有某项能力一枝独秀，宛如汪洋大海之中高耸着一座超群拔类的"孤岛"。这个"孤岛"有时是一种特殊的记忆能力，有时是超乎常人的计算能力、观察能力或独特的创造能力。

阿斯伯格综合征由 Hans Asperger 于 1944 年首先描述，患儿表现有正常词汇量和认知功能，社交困难，刻板、重复的行为。Asperger 把该疾病命名为"孤独症样精神病质（autistic psychopathy）"。1943 年，Kanner 在"孤独性情感交往障碍"一文中提出了"早期婴儿孤独（early infantile autism）"的概念，此病表现为极度孤独、言语发育迟缓、言语不起交流作用、游戏活动反复而简单、孤立性才能。尽管 Asperger 和 Kanner 并不知道对方的研究，但他们描述的病症非常相似，且都使用"孤独"一词。英国学者 Lorna W 根据 Asperger 报告，对孤独症的流行病学进行调查，结果发现能够部分满足孤独症诊断条件者数倍于严格意义上的孤独症，尤其是言语障碍并不显著的患儿也可具有类似于孤独症的现象，且其症状表现与 Asperger 的描述较一致。因此他主张将这些症状表现命名为"Asperger syndrome"。最终 Asperger Syndrome 被《国际疾病和相关健康问题分类》第 10 版（ICD-10）和 DSM-4 所接受而归类于广泛性孤独障碍亚型之中。

美国精神医学学会在 2013 年出版的《精神障碍诊断与统计手册（第五版）》中，用"孤独症谱系障碍（简称孤独症或自闭症）"这一统称取代第四版中"自闭性障碍、阿斯伯格症、儿童瓦解性精神障碍和其他广泛性发育障碍"的分类。

结合思考题（3）

孩子患了孤独症之后，父母的心路历程往往是：悲痛—拒绝承认—接受现实—四处求助—最终开始真正面对。因为缺少相关知识和专业人士的帮助，中国的父母在这条路上走得格外艰辛。有些父母花许多财力和时间到处求医，无论是西医、中医，还是气功、特异功能都愿意一试，期盼着有好运气和发生奇迹，对于通过教育手段去帮助孩子良性发展持怀疑态度；有的期待孩子在医生、特教老师的帮助下改善症状，对于父母的教育矫治在孩子的良性发展中起的关键作用认识不足。孤独症患儿的母亲投入矫治及教育的时间少，这是个非常特别的现象。在国外，患儿的母亲大部分为家庭主妇，其中得知孩子患有孤独症后暂时辞去工作的母亲屡见不鲜，几乎成为一个必然的结果。中国的大多数母亲不愿意放弃工作投入对患儿的家庭疗育，其主要原因是经济拮据。其一，绝大部分家庭靠父母一方的收入无法完全支撑家庭开支；其二，患儿会使家庭的经济开支增加许多（求医、吃药、长期雇佣陪伴人员），储蓄的压力增大（为患儿未来留用）。所以，往往正因为有了一个患孤独症的孩子，母亲出于经济上的考量反而必须加倍努力工作。作为孤独症患儿的母亲，其辛酸和无助是多么难以言喻，她们常常孤立无援，在黑暗中摸索。

我国2017年孤独症谱系障碍儿童早期识别筛查和早期干预专家共识提出：强调和鼓励家庭和抚养人积极参与干预。应该对家长进行全方位支持和教育，提高家庭在干预中的参与程度。应积极推广使用世界卫生组织近年推出的家长技能培训（parent skill training，PST）。妇幼保健机构应该逐步建立社区训练中心，使ASD患儿可以就近干预，实现以社区为基地、家庭积极参与的干预模式。在我国，社会资源开办的日间训练和教育机构众多，妇幼保健机构负有管理和规范的责任。国内第一家孤独症康复机构"星星雨"的创始人田惠萍是一位优秀的孤独症实操专家。她的儿子在 20 世纪 80 年代末就被诊断出孤独症，在她的康复训练下恢复得非常好。她于 1993 年创办了"星星雨"，如今已成为国内最知名、最权威的孤独症康复机构之一。近年来，也有其他的家长组织致力于探索适合心智障碍家庭的监护模式，例如上海静安区的"爱之星"社会服务监护中心、普陀区的"爱托付"关爱服务中心，希望在家长离世后有值得信赖的社会组织作为监护人确保孤独症人士在托养机构中得到妥善的照护。

结合思考题（4）

目前已形成较一致的认识，孤独症谱系障碍是以孤独症为代表的一组异质性疾病的总称。根据联合国决议，从 2008 年开始，每年的 4 月 2 日为"世界提高孤独症意识日"（也称为"国际孤独症日"）。2022 年 4 月 2 日是世界第 15 个孤独症日，主题为"聚集孤独症服务：构建社会保障机制，促进服务机构高质量发展"。

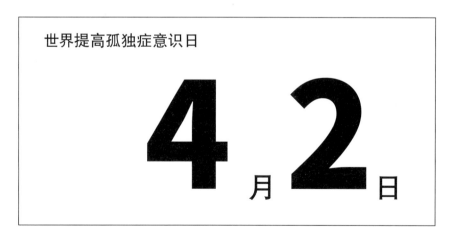

联合国前秘书长潘基文先生曾为"国际孤独症日"致辞，他提到："孤独症是困扰全世界数百万人的长期病症。许多国家没有充分了解这个疾病，又有太多的社会对孤独症患者避之不及。这是一种侵犯人权行为，也是人类潜力的浪费。我目睹孤独症患者充满活力，并拥有执着、进取的精神。今年早些时候，我荣幸地与纽约联合国总部的一位年轻患者进行对话。他对如何才能实现可持续发展目标的问题所持有的创新看法，给我留下了特别深刻的印象。"

孤独症患者自然具备广泛的能力并对各种不同的领域抱有兴趣，他们都可以发挥自身所长，使当今世界更美好。为了让所有人都得到平等的权利，为了让所有人享有生命之美好，必须确保孤独症患者可以得到专业化的培训和治疗，使他们能作为社会一员充分参与和融入社会，这样的未来才是人人有尊严、人人有机会的。

"十二五"期间，我国着力开展了贫困孤独症儿童康复救助、孤独症儿童康复教育机构扶持、康复专业人员培训等工作。5年间，我国投入经费4.32亿元，连续实施"贫困孤独症儿童康复项目"，为3.6万名贫困孤独症儿童提供康复训练补助，并积极推动各地制定政策，加大包括孤独症儿童在内的残疾儿童康复救助力度。目前中央财政为每名救助对象每年提供12000元康复训练补贴。中国残联相关负责人表示，中国残联将着力推动建立残疾儿童康复救助制度，继续组织实施残疾儿童康复救助项目，努力改善孤独症儿童及其他各类残疾儿童的康复状况。

本素材思政目标及解读

很多人是在《雨人》放映后才第一次听到"孤独症"这个词的。人们好奇雷蒙具有的奇特能力和奇异举止，并因此对孤独症患者留下了行为怪异、高智商的印象。这当然是一种误解，它美化了孤独症患者，将其社交障碍理解为"不善于处理人际关系"，将其语言障碍理解为"不善言谈"，将其强迫行为理解为"天才的怪癖"。人们折服于他们高超的记忆力和计算能力，认为这些不过是美玉微瑕。对强大智力的崇拜给孤独症患者增添了一层光环，但事实上，剥离这层光环后，只能看到既苦涩又坚硬的现实。

与专业内容的融合点

通过对本章节内容的学习，增加学生对专业内容的理解。本章节内容与专业内容的融合点主要表现在以下方面。

（1）孤独症谱系障碍的概念、临床表现。

（2）孤独症患者需要漫长的教育、培训与康复治疗。

教学方法

此素材以经典人物故事分享为主要教学形式，结合目前对孤独症研究的相关资料，讲解孤独症儿童的临床表现，也让学生了解目前孤独症的病因尚在研究当中。本素材在帮助学生理解记忆专业内容的同时，可进一步加强思政教育，培养学生关爱生命、关注健康的意识，帮助学生树立医学生的职业使命感，培养探索精神。

参考资料

参考文献

〔1〕中华医学会儿科学分会发育行为学组，中国医师协会儿科分会儿童保健专业委员会，儿童孤独症诊断与防治技术和标准研究项目专家组．孤独症谱系障碍儿童早期识别筛查和早期干预专家共识〔J〕．中华儿科杂志，2017，55（12）：890-897.

〔2〕ECKER C，BOOKHEIMER S Y，MURPHY D G M，et al. Neuroimaging in autism spectrum disorder：brain structure and function across the lifespan〔J〕.Lancet Neurol，2015，14：1121-1134.

〔3〕MUHLE R A，REED H E，STRATIGOS K A，et al. The emerging clinical neuroscience of autism spectrum disorder：a review〔J〕.JAMA Psychiatry，2018，75：514-523.

〔4〕FUENTES J，HERVáS A，HOWLIN P. ESCAP practice guidance for autism：a summary of evidence-based recommendations for diagnosis and treatment〔J〕. European Child & Adolescent Psychiatry，2020，30（6）:961-984.

〔5〕邹小兵．阿斯伯格综合征〔J〕．中国实用儿科杂志，2007，22（3）：163-166.

其他参考资料

· 《孤独的"雨人"——孤独症探秘（第三版）》（作者：华东师范大学，徐光兴教授）

· 金·皮克（Kim Peek）的"百度百科"

（黄玲英）

乙肝阻击战——中国乙肝疫苗之母的拯救之路
《儿科学》第三章第二节
"计划免疫"教学中的思政设计

▎素材故事

乙肝阻击战——中国乙肝疫苗之母的拯救之路

2020 年 10 月 28 日，国务院新闻办公室发布了一个振奋人心的消息：中国 5 岁以下儿童乙型肝炎病毒（HBV）感染率降至 1% 以下，摘掉了乙肝大国的帽子，被世界卫生组织誉为发展中国家典范。

如同中国人民取得的其他千万成就，这个令人骄傲的成就背后，曾是非常沉重的现实。早在 20 世纪 70 年代和 80 年代，在中国，乙肝是导致死亡的第二大疾病。随着时间的推演它简直演变成了中国人的梦魇。1970 年至 1992 年，中国乙肝大爆发，乙肝病毒携带者在短短 20 年间增长至 1.2 亿人，预估 22 年增加了 8000 万人。将近 10% 的中国人乙肝表面抗原阳性，广东沿海地区高达 17.6%，每年因乙肝病毒感染相关疾病而死亡的人约有 27 万人。

如今，这场抗击乙肝病毒的艰难又漫长的战役终于初见曙光。在这来之不易的胜利背后，离不开一代代中国科学家的艰辛付出。其中一位伟大的女性尤其夺人眼球。她为了疫苗的安全，就像神农氏一样，不惜以身试验。她就是中国的"乙肝疫苗之母"——陶其敏。

陶其敏，1931年10月生于江苏苏州。她的家族经营着苏州最大的一家丝绸厂，这给她创造了良好的生活学习环境，使她得以进入当时苏州著名的振华女中读书。1951年，陶其敏考取了山东医学院，其前身是新四军的白求恩医学院。在学校学习时，白求恩就是她事业终生的楷模，她认为学医一定要把群众的健康放在首位。

1956年，她被分配到了北京人民医院（现北京大学人民医院）内科工作。在医院，她从头开始学习生物制品研究及化学分析，经过8年，成了生化研究室及检验科主任。

当时的中国大地上肝炎肆虐，每年都有大量人因为肝病而死亡。特别到了20世纪70年代，中国的乙肝感染人数迅速增长。那时医疗条件落后，在农村经常出现共用一个针头的现象，有时又不消毒，加上那时也正是我国新生儿数量的快速增长期，所以肝炎病毒蔓延很快。陶其敏心里着急，却无能为力，因为当时国内医学界对乙肝病毒的了解几乎是空白。直到1972年，国际上出现一种乙型肝炎病毒表面抗原，这时，中国医学界才知道肝炎中还有乙肝这一分类。

当时的中国非常封闭，陶其敏根本找不到乙肝病毒的任何资料，这可怎么办？幸亏有一个姓"米"的洋大夫，这就是德国人汉斯·米勒，他于1939年来到延安，成为反法西斯的战士，为中国人民解放事业作出贡献。1949年后，热爱中国的他，加入了中国籍。到了1972年，他已经是北京医学院副院长。他的妻子中村京子是日本人，夫妻俩借回日本探亲的机会，了解了当时国际上的乙肝病毒检测和诊断技术。回到中国的米院长召集几家医院的医生开会，问谁愿意研究乙肝，年轻的陶其敏毫不犹豫地说："我来吧！"

1973 年，米院长用尽各种关系，将陶其敏送往日本学习血凝法检测技术。陶其敏也不负众望，很快学成归来。但她回国以后却遇到一个大问题——从日本带回来的检测板不多，很快用完了。为了应对这个横亘在面前的巨大困难，陶其敏开始制造自己的乙肝检测试剂盒。当时，国内没有的葡聚糖，她就找替代品。产品不达标，她就选择多种标号，用不同的速度层析。经过 4 个月不分昼夜地实验，经过无数次的失败，她终于制成了带有表面抗原的敏感血球。中国第一套自行研制的乙肝检测试剂盒终于诞生了！

10 月，陶其敏带着试剂盒出席了在日本东京召开的西太平洋肝炎实验室工作会议。日本著名肝病专家西冈教授鉴定试剂性能稳定，效果非常好。西冈把陶其敏的检测板交给各国代表传看，他说："我们用 3 年搞出来的东西，你们在没有设备的情况下，3 个多月就搞出来了，真了不起！"

乙肝病毒检测技术很快就在全国推广开，陶其敏做了抽样调查，发现当时中国抗原阳性的人数竟然有 1.2 亿，占了全世界患者 1/3。这么多同胞是乙肝病毒携带者，她心情沉重，扬言立志：有生之年一定要让中国摘掉"肝炎大国"这顶"脏帽子"。

乙肝病毒的传播途径主要有三种：血液传播、母婴垂直传播、性接触传播。乙肝病毒感染者大多会康复，但有一部分人会转化为慢性乙肝患者。感染病毒的年龄越早，转化为慢性乙肝的可能性就越大。根据统计，如果感染年龄小于 1 岁，有 80%~90% 的感染者会转化为慢性乙肝；而当感染年龄超过 5 岁，概率仅有 6%；在成人感染者中，这个概率进一步下降为不到 5%。在婴儿慢性乙肝患者中，有 15%~25% 会在成年时死于乙肝导致的肝硬化和肝癌。防止婴儿的乙肝病毒感染，是乙肝预防的重中之重。

陶其敏开始研制乙肝疫苗，但是做了无数次的尝试都失败了。直到1975年，陶其敏在美国《科学》杂志上看到一篇论文，美国科研人员从对大猩猩的试验中得到启发。她一下子找到了解决问题的思路，后来她回忆说："当时我看到这篇论文立即就知道该怎么做了，不就是离心吗？好像是3000转，我用试管最底下的那一层，在电子显微镜下看，全是表面抗原，没有病毒的大颗粒。这个纯的表面抗原应该就可用来制作疫苗了！当时所有人都高兴'坏'了。"

根据国际惯例，研制出的乙肝疫苗首先要在大猩猩身上进行检验。但是当时联系不到大猩猩的供应方，陶其敏心焦如焚："大家当时着急呀，都想知道这支疫苗到底有没有用。而且患者又增长非常快。"于是，她就把自己当成检验的大猩猩。她回到家告诉2个年幼的孩子："妈妈要打一种针，可能会得病，你们暂时离我远点。"在实验室，她让同事给自己注射了乙肝疫苗。此后的2个月内，陶其敏每周抽血5毫升进行检测，第3个月转入定期检查，始终没有发现异常。3个月过去了，抗体出现了！这意味着陶其敏已获得对乙肝病毒的免疫力，没染上乙肝。

1975年7月1日，中国的第一支代号为"7571"的乙肝疫苗诞生了。

陶其敏把自己的血源疫苗的技术和工艺无偿提供给了科研机构，开始推广。这成为中国医疗卫生历史上划时代的、浓墨重彩的一笔，阻断了乙肝在中国的传播，开启我国预防病毒性肝炎之先河。

1992年卫生部将乙肝疫苗纳入儿童计划免疫管理，1993年我们终于生产出第一批重组乙肝疫苗，从此我国新生儿慢性乙肝感染率大幅下降。乙型肝炎疫苗全程免疫共需三剂次，按照 0、1、6 月免疫程序接种。新生儿需在出生后 24 小时内接种首剂乙肝疫苗，1 月龄和 6 月龄时接种第 2 及第 3 剂乙肝疫苗。迄今为止，应该至少有 5 亿新生儿接种了乙肝疫苗，这至少避免了 8000 万儿童被乙肝病毒感染。约 95% 以上的婴幼儿产生了保护性抗体。保护期至少持续 20 年，部分儿童可能获得终身免疫。

在 2019 年"伟大历程，辉煌成就——庆祝中华人民共和国成立 70 周年大型成就展"中，陶其敏教授研制中国第一代血源性"乙型肝炎疫苗"的照片与实物，作为 150 个重要标志性"第一"进行展出。

思考题

（1）若有家长因疫苗有可能出现的副作用而拒绝接种疫苗，你应该如何与他说明？

（2）新生儿出生后应接种乙肝疫苗，你是否了解具体接种的时间节点？请用自己的语言描述。

本素材思政目标及解读

本素材通过对真实故事的讲述介绍了新中国乙肝疫苗的诞生之路，让同学们认识了陶其敏其人其事，融入思政因素培养医学生的科学素养及人文素养，在学习的同时了解书本知识背后的故事，让同学们能体会其中的爱国情怀。让同学们明白每一项医学成就的获得和医学知识的发展，包含了医者的努力探索和忘我的奋斗，医学作为实践学科，每一个医学实践中都充满着人世间的情感。希望各位同学在未来的医学之路上不畏艰难、奋勇向上，并且不忘初心、饱含情感，在自己的工作岗位上为人民健康、为国家发展作出自己的贡献。

与专业内容的融合点

通过对真实故事的学习，加深学生对乙肝疫苗接种知识的认识。其与专业内容的融合点主要表现在以下方面。

（1）儿童接种疫苗是基本国策。

（2）儿童接种乙肝疫苗全程免疫共需3剂次，按照0、1、6月免疫程序接种。

（3）按时接种乙肝疫苗可让绝大部分儿童获得免疫。

（4）乙肝疫苗接种安全，不良反应轻微。

教学方法

在完成本章节课程内容学习的基础上，采用课后拓展阅读结合讨论的模式融入课程思政元素。即以吸引眼球的题目"乙肝阻击战——中国乙肝疫苗之母的拯救之路"唤起学生的好奇，以陶其敏教授的真实故事介绍激发同学们学习本章节内容兴趣，结合思考题，基于"超星""中国大学慕课"等现代教学平台开展师生互动和生生互动，让同学们明白国家推广全民乙肝疫苗接种对保证人民健康的重要意义，将思政教育贯穿其中。

参考资料

参考文献

［1］中华医学会.慢性乙型肝炎基层诊疗指南（2020年）［J］.中华全科医师杂志，2021，20（2）：137-149.

［2］中华医学会妇产科分会产科学组 . 乙型肝炎病毒母婴传播预防临床指南（2020）［J］. 中华妇产科杂志，2020，55（5）：291-299.

其他参考资料

· *Center for Diseaso Control and Prevention*

文章链接：https://www.cdc.gov/vaccines/pubs/pinkbook/hepb.html

（楼印旺）

人民科学家"糖丸爷爷"顾方舟：以子试"毒"

《儿科学》第三章第三节"儿童保健的具体措施——计划免疫"教学中的思政设计

| 素材故事

世界与中国免疫规划历程

1974 年第 24 届世界卫生组织（WHO），提出"要在 2000 年使人人享有卫生保健"。同年 WHO 提出了扩大免疫计划。1978 年成立扩大免疫规划（EPI）顾问小组，儿童免疫接种率被视为 WHO 全球战略成功的标志之一。中国 20 世纪 60 年代初通过普种牛痘消灭了天花；1978 年开始实施儿童免疫规划（计划免疫），以较小成本取得了显著成绩；2002 年将新生儿乙型肝炎（乙肝）疫苗纳入国家免疫规划；2007 年实施扩大国家免疫规划，将甲型肝炎（甲肝）疫苗、脑膜炎球菌疫苗、乙型脑炎（乙脑）疫苗等纳入国家免疫规划；2016 年将脊髓灰质炎（脊灰）灭活疫苗纳入国家免疫规划，目前共有 15 种国家免疫规划疫苗预防 15 种疾病。我国通过大力普及儿童免疫，减少了疫苗所针对疾病的发病和死亡；于 2000 年实现了无脊灰目标；2014 年 5 岁以下儿童乙肝病毒表面抗原携带率从 1992 年的 9.67% 下降到 1% 以下。

顾方舟与糖丸

1955 年，一种"怪病"在我国江苏南通地区暴发，患病的大部分为儿童，且病症为隐性传染，起初症状与感冒类似，一旦发作，就可能令孩子的四肢无法动弹。这种病就是脊髓灰质炎，俗称"小儿麻痹症"。之后，该疾病又在我国其他城市发生。

1957 年，病毒学家顾方舟在调查了国内几个地区脊髓灰质炎患者的粪便标本后，从中分离出脊髓灰质炎病毒并将其定型，正式开始攻克脊髓灰质炎这一难关。1959 年，顾方舟一行人在苏联考察脊髓灰质炎疫苗的情况后决定采用"活"疫苗技术，随后，相关研究协作组成立，顾方舟担任组长，带领团队开展动物试验和临床试验研究。动物实验通过后，在关键的临床试验阶段，顾方舟和同事们冒着瘫痪的危险，喝下了疫苗溶液。一周后，他们的生命体征平稳，没有出现任何的异常。为进一步证明疫苗对儿童安全，面对未知的风险，顾方舟以身试药，以子试药，瞒着妻子给刚满月的儿子喂下了疫苗溶液。其他研究人员也让自己的孩子参加了这次试验，经历了漫长且难熬的一个月，孩子们的生命体征正常，临床试验顺利通过。

1960 年底，首批 500 万人份脊髓灰质炎疫苗在全国 11 个城市推广开来，全国疫情开始好转。顾方舟继续研发，又将疫苗研制成糖丸疫苗，解决了储藏和服用两大困难。从此，陪伴了几代中国人的糖丸疫苗诞生，顾方舟成为名副其实的"糖丸之父"。

由于推广糖丸疫苗，脊髓灰质炎发病率明显下降。1990 年，中国开始实施消灭脊髓灰质炎规划。2000 年，"中国消灭脊髓灰质炎证实报告签字仪式"举行，顾方舟作为专家代表签了名。同年 10 月，经官方证实，中国本土脊髓灰质炎野病毒的传播已被阻断，中国成为无脊髓灰质炎国家。

从 1957 年到 2000 年，消灭脊髓灰质炎这条不平之路，顾方舟艰辛跋涉了 44 年。2019 年 1 月，顾方舟在生命最后留下两句话："我一生做了一件事，值得，值得。孩子们快快长大，报效祖国。"2019 年 9 月，顾方舟被授予"人民科学家"国家荣誉称号。

新型冠状病毒（以下简称"新冠病毒"）疫苗的研发

2019 年底，新冠病毒在我国出现。同期，我国将新冠疫苗研发提上日程。2020 年 2 月初疫苗立项，4 月成功研制出新冠病毒灭活疫苗。4 月 12 日，武汉生物制品研究所研发的新冠灭活疫苗获得了临床试验批件，并同步开展国内Ⅰ/Ⅱ期临床试验。4 月 27 日北京生物制品研究所研发的新冠灭活疫苗再次获得临床试验批件，为新冠疫苗的研发加上双保险。国内Ⅰ/Ⅱ期临床研究，各年龄段共计入组 4064 人，结果显示疫苗接种后，安全性好，不同年龄、不同程序、不同剂量疫苗接种后均产生高滴度免疫应答，接种两剂后，中和抗体阳转率均达 100%。7 月 22 日，国家有关部门依法将中国生物研发的两款新冠病毒灭活疫苗纳入紧急使用范围。2021 年 1 月 9 日国务院联防联控机制宣布，我国已累计开展新冠病毒疫苗接种 900 多万剂次，计划全民免费接种新冠疫苗。

| 本素材思政目标及解读

本素材主要包括 3 个方面内容。一是通过讲述世界与我国免疫规划历程，肯定国家在公共卫生方面作出的贡献，增强学生们的民族自豪感，让学生意识到作为医学生，更应为医学事业献出自己的一份力量，将个人理想与国家的繁荣富强紧密联系在一起。二是从"糖丸爷爷"顾方舟的事迹中，让学生们看到科学家的爱国情怀，临危受命，无畏前行，救患儿于疫情之中。鼓励学生们在追求真理的过程中，不仅要有扎实的专业基础，还要有敢于面对困境的勇气，坚持不懈，取得成功。三是通过新冠疫苗的研发，让学生们看到"中国速度"，感悟其中蕴含的抗疫精神，提升学生们的道德修养。

与专业内容的融合点

通过对本素材的学习，增强医学生对计划免疫专业内容的理解。其与专业内容的融合点主要表现在以下方面。

（1）计划免疫的基本概念。

（2）计划免疫的种类与程序。

（3）疫苗的研究和使用进展。

教学方法

（1）导入：从世界及中国免疫规划历程讲起，穿插本节的知识点——计划免疫的基本概念，融入思政元素，使学生意识到祖国的富强与个人命运息息相关。

（2）展开：讲授计划免疫的种类与程序知识点时，适时引入"糖丸爷爷"顾方舟的生平事迹，使学生了解脊髓灰质炎疫苗的由来，学习科学家们对工作的热情和无私奉献的精神。

（3）延展：结合当下新冠疫情防控期间疫苗研发的故事，拓展关于疫苗的研究和使用进展，让学生学习科研人员伟大的抗疫精神。

参考资料

[1]余文周，叶家楷，吴静，等.中国免疫规划面临的挑战和发展建议[J].中国疫苗和免疫，2020，26（5）：574-577.

[2]高迪思，甄橙.关注儿童接种，构筑健康屏障[J].中国卫生人才，2021（4）：72-73.

（马碧泓）

一辈子做一件事：对得起病人

《儿科学》第四章第一节
"儿科病史采集、体格检查"教学中的思政设计

▎素材故事

华益慰的故事

华益慰是我国著名医学专家。他出生于天津的一个医学世家，1950 年由南开中学保荐至协和医学院，成为 1949 年后的第一批 8 年制医学生。之后他响应国家号召参加中国人民解放军，开始在第四军医大学附属医院任军医，主要从事胃肠、甲状腺、乳腺等外科临床工作。

华益慰一生兢兢业业，被患者誉为"值得托付生命的人"。他做过数千例手术，挽救了许多患者的生命。2006 年华益慰被评为"感动中国十大人物"之一。对他的颁奖词这样写道："不拿一分钱，不出一个错，这种极限境界，非有神圣信仰不能达到。他是医术高超与人格高尚的完美结合。他用尽心血，不负生命的嘱托。"这短短几十字，诠释了医者的最高境界。下面就让我们一起来重温华老的行医故事。

一、为患者着想的良医

农村女孩王文亚患有食道静脉曲张，从 6 岁起就吐血、便血。在乡卫生院里，

她曾做过两次手术，却无任何好转。1992 年时，她 20 岁，整整吐了一脸盆血，命若游丝。母亲横下一条心，准备带她到北京的大医院去。可是，很多村民说："到了北京，不带上一书包钱，根本做不了手术。"她的母亲说："那我就找解放军的医院，解放军最爱老百姓，或许能少花点钱。"于是，她带着女儿来到华益慰所在的医院。

经过检查，华益慰发现女孩的血红蛋白只有 3 克，而血红蛋白要在 10 克以上才具备手术条件。于是，他让母女俩先住下，安慰女孩的母亲道："小孩的恢复能力强，只要好好补充营养，贫血不难纠正，等血色素提高后，我马上给她做手术。"不出所料，女孩的血色素很快就上升了。

6 月的一天，早晨 7 时 30 分，护士送王文亚到手术室。在手术室门前，华主任一边和她打招呼，一边微笑着向她母亲摆手，说："您放心吧！"女儿进了手术室，母亲的心一直悬着。由于两次手术后，组织粘连严重，如果一不小心撕裂血管或者组织，后果不堪设想，所以华主任小心翼翼，像绣花般手持刀剪一毫米一毫米地剥离。手术一直进行到下午 4 时 30 分，终于获得了成功。护士们说："从上手术台开始，华主任的汗就没断过，我们为他擦了一天汗。"

不久，女孩即将出院。母亲的心惴惴不安，心想：这么大的手术，上次在乡卫生院都花了 5000 多元，这次少说也得上万元。可结账时她才发现，只花了 3000 多元。原来，华主任处处精打细算，为了能给这个农村家庭省钱，没有用能够省时省力但需花费一两万元的缝合器，而是用手一针一线地整整缝了 9 个小时。手术后，女孩的病完全好了，现在已经结婚生子，一家人感激不已。

二、1000 元的故事

1995 年，华益慰为张秋海的老伴做了手术。术后，张秋海将一个领带夹盒送给华益慰，说是纪念品。华益慰打开一看，发现里面有 1000 元钱，忙追出去，可张秋海已离开了。华益慰一直没有找到退还这 1000 元钱的机会，便将这个红包以张秋海的名字，存在医院附近的银行，准备等有机会时还给张秋海。斗转星移，张秋海搬家了，按原来的地址总是联系不上。后来，华益慰病重时还惦记着此事，郑重地嘱咐家人，一定要想方设法找到张秋海，退还红包。

2006 年 6 月，华益慰的爱人张燕容几经周折，终于找到了张秋海。76 岁的张秋海看到 9 年前的钱又回来了，感动得老泪纵横。得知华主任病重的消息，他泣不成声："华主任当年给我老伴做手术时太累了，我是想让他买点补品的。如果知道你今天是来退钱的，我说什么也不会让你进门。我老伴得病十几年了，至今还健康地活着，是华主任给了她一条命，这个钱我绝对不会收。"张燕容说："我知道你对老华是真心实意的，你也知道老华的为人，这可是他的最后一个心愿，请您一定收回。"无奈之下，张秋海来到医院，对病床上的华益慰说："这个存折你不要，我也不要，我要把它交给组织，让它成为教育医务人员的一本教材。"于是，这个特殊的存折就一直保存在医院里。

华益慰每次在给病人做检查前，都将听诊器放进自己的内衣里，或放在手心里焐热。冬天手凉，他必先把手搓热，然后再接触病人。华益慰的这些行医习惯，坚守了 56 年。许多病人说："看到他，我们就心里踏实了，能遇到这么好的医生是我们病人的福分。"

医生终生学习的楷模——慕容慎行老前辈事迹

慕容慎行教授，原福建医科大学附属第一医院神经内科主任医师，其从事医疗、教学、科研、行政管理工作60余载，是福建省神经医学专业的创始人之一。

慕容慎行教授生前常常教导学生说，丰富的临床经验、深厚的理论修养，是一名医生必备的素质，但从某种意义上说，严谨的工作态度、认真细致的医疗作风更为重要。神经科疾病发病机理复杂，病情千变万化，且多疑难病症，有些病似是而非，很难诊断。若盲目投药，不但不能见效，还会贻误病情，痛失治疗良机，给患者带来极大危害，失之毫厘，谬以千里，是万万马虎不得的。

在慕容老先生的字典里，对待病人从来就没有"高低贵贱"这4个字。行医中，他对每一个病人都面带笑容、和蔼可亲。不论面对权贵还是普通病人，他都看得非常仔细，绝对不敷衍或潦草从事，而是千方百计给病人看好病。

慕容慎行教授对他的学生说，素昧平生的病人把命交给了你，没有比这更重的嘱托了。医生手上掌握的都是人的生命，而世上还有什么东西比人的生命更为宝贵的呢？

王柠是慕容慎行带的第二届硕士生弟子。他说，师从慕容慎行教授，不仅在行医方面受益匪浅，还学到了如何做人。慕容教授带领团队在福建医科大学附属第一医院神经内科建立起了一整套的临床思维、问诊模式，对后辈影响至深。他回忆道："每周五上午的大查房，慕容教授都会提前一天看病历，查资料。查房时，他会根据不同的病症细致提问，进一步充实诊断资料，然后让一起查房的年轻医生大胆提出自己的看法。他认真听过之后，会针对这些看法，一条条列出赞成或反对的理由，让大家心服口服，并从中受益。"

一名医生回忆道："作为一名跟着慕容教授出诊的实习医生，虽然过了20年了，我至今都还敬佩他对工作的认真负责，为他的敬业精神所感动。我仍能想起他每一次的门诊连续看诊18个小时，中午不休息，看到深夜一两点的场景。那时，他已经是一个60多岁的老人了。他每一次都是用柔和的言语耐心对病人解释，是我作为一个医生终生学习的楷模。"

网友"梦"留言：我们夫妻都是残疾人，5年前到慕容教授所在的医院看病，一直排不到号，最后是他利用下班时间给我们看诊到晚上8点多。看到我们夫妻不方便，他更是连诊费都不收。慕容老先生不仅技术高超，还善于分析病人的心理状态，选择相应的方法应对，以取得病人的配合。

网友"飞雪＆木心"留言：慕容老先生是我见过的医德和医术都堪称一流的医生，看病十分耐心，和蔼可亲。当年我弟弟因为打篮球脑部受伤导致癫痫，千里迢迢从湖北来福建找慕容老先生问诊，老先生十分详细地询问病程，耐心讲解，谨慎用药，同时安慰弟弟和我们这些陪同的家属。他十分亲切地对弟弟说，不用担心，这个病没有什么问题，年轻人去谈恋爱，去学一个自己喜欢的专业吧！在老先生的建议下，弟弟读了福州大学的计算机专业。在治疗的后期，老先生把一粒药分成八份，慢慢往下减，可见老先生对病人之用心！这是1996年的事情了，时隔二十几年，慕容先生的亲切笑容仍历历在目。

本素材思政目标及解读

本素材体现了带教老师言传身教的重要性，引入慕容慎行老前辈生平事迹及"感动中国"人物华益慰医生每次听诊前焐热听诊器头等细节，让见习学生以医学前辈的仁心仁术、关爱病患、孜孜不倦、为医学奉献一生的精神为榜样，重视临床基本功，时刻做一个有温度、有情怀的医生。同时让学生理解病患父母的焦虑恐慌，树立以患儿为中心的思想。

与专业内容的融合点

讲述病史采集和体格检查的同时穿插医学前辈生前如何行医的事迹，让学生深刻体会该部分内容为临床基本功，需重点掌握。同时，让学生在掌握临床基本功的同时，了解医患沟通、人文关怀的重要性。

教学方法

此素材以人物故事的讲述为主要形式，让学生在见习中不仅学好儿科临床诊疗工作的基础，认识到医患沟通技巧和人文关怀的重要性，还埋下"仁心仁术"的种子，时刻以前辈们的精神鞭策自己。

参考资料

· 《中华人民共和国成立 70 周年——最美奋斗者》

（刘俊红）

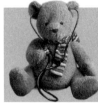

37℃恒温的爱
《儿科学》第五章第二节
"母乳喂养"教学中的思政设计

素材故事

37℃恒温的爱

党的十九大报告指出，人民健康是民族昌盛和国家富强的重要标志，并提出实施健康中国战略。推行母乳喂养是实施健康中国战略的重要举措。2019年2月，中国发展研究基金会发布的《中国母乳喂养影响因素调查报告》显示，婴儿6个月内纯母乳喂养率为29.2%。与《中国儿童发展纲要（2011~2020年）》和《国民营养计划（2017~2030年）》提出到2020年我国纯母乳喂养率达到50%的目标，仍有一定的距离。

支持母乳喂养，我们一直在行动。

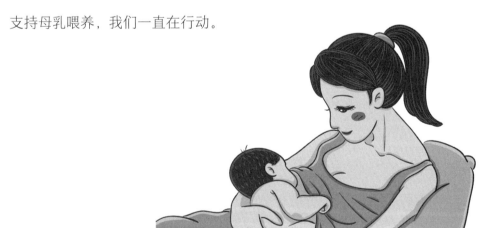

母乳库的发展

20 世纪前的交互喂养或交互护理和当时盛行乳母是现代母乳库的萌芽阶段。20 世纪初始，乳母这一职业逐渐减少甚至消失，这主要归因于当时爆发的女权运动和人们意识到乳母也会传染疾病。医务工作者考虑到有婴儿生病或早产的情况发生，鉴于当时替代母乳的物品稀缺，更没有现在的商业化奶粉，故要求母亲将自己过多的乳汁储存起来备用。1909 年，在奥地利的维也纳建立了世界上最早的母乳库，之后其他各国也陆续宣布建立母乳库。但在 20 世纪 80 年代中期，艾滋病的发生殃及了绝大部分母乳库，导致其纷纷倒闭。后来随着越来越多的研究及证据证明母乳的安全性及优越性，母乳库再次在全球迅速发展扩大。目前，世界上已成立以北美母乳库协会及欧洲母乳库协会等为代表的权威组织，建立了系统、完善可行的母乳库管理指南。同时，母乳库的捐赠母乳已普遍应用于早产儿或低出生体重儿的救治。在早产儿胃肠内营养治疗中，具有独特优点的母乳（尤其是亲母乳）是新生儿胃肠内喂养的首选。当各种原因导致母乳供应不足或母体由于疾病影响不能直接提供母乳时，捐献母乳即成为早产儿最佳替代品。在许多发达国家，母乳库母乳喂养已成为常规标准化喂养措施。

中国台湾于 2005 年成立母乳库。中国大陆地区第一家母乳库于 2013 年 5 月在广州市妇女儿童医疗中心成立，同年 8 月南京医科大学附属南京妇幼保健院成立了第二家母乳库。中国大陆地区母乳库建设仍处于探索及早期快速发展阶段，基于我国母乳库发展的需要，结合我国国情，中华医学会儿科分会先后出台了"中国大陆地区人乳库运行管理专家建议""中国大陆地区人乳库运行质量与安全管理专家建议"。

截至 2019 年 1 月，我国母乳库已有 19 家。

"袋鼠式护理"

"袋鼠式护理"（KMC）指母亲以类似无尾熊、袋鼠等有袋动物照顾幼崽的方法，将婴儿直立式地贴于其胸前，且将此种护理方式坚持到校正胎龄 40 周进而达到为婴儿提供温暖与安全感、促进母婴交流、改善婴儿发育状况等目的。世界卫生组织（WHO）界定的袋鼠式护理包括 3 部分，即袋鼠式体位、袋鼠式营养、袋鼠式出院。袋鼠式体位又称皮肤接触护理（SSC），指婴儿出生早期即由母亲怀抱进行持续的肌肤接触；袋鼠式营养指的是纯母乳喂养，婴儿出生初期可辅以其他方法补充所需，但最终目的是实现纯母乳喂养；袋鼠式出院要求婴儿及早出院回家，减少病房环境对婴儿的不良刺激。

WHO 大力提倡袋鼠式护理的应用，于 2003 年颁布了袋鼠式护理临床实践指南。WHO 将袋鼠式护理推荐用于所有体质量小于 2 千克的新生儿，促进该部分新生儿的生长发育。目前为止，美国 98% 的小儿重症监护室都将袋鼠式护理作为早产儿护理常规，列为基础护理项目；欧洲地区的丹麦、瑞典和挪威对接受袋鼠式护理新生儿的父母进行了开放式访谈。亚洲地区的印度、印度尼西亚和菲律宾目前对袋鼠式护理的探索仍处于初级阶段。

袋鼠式护理有利于产后母乳喂养建立及维持，可提升首次直接哺乳成功率，促进早产儿体格的发育。频繁吮吸乳头可对产妇腺垂体与神经垂体产生持续性刺激作用，进而促进泌乳素释放，保证乳腺管通畅，对早期建立泌乳具有重要意义。产后实施袋鼠式护理有利于提高早产儿觅食主动性，进而可促进其寻找母体乳头，进行吮吸，且袋鼠式护理使早产儿头部位于母体两乳之间，方便母乳喂养进行。这不仅对早产儿具有诸多益处，亦可有效缓解产妇产后焦虑、抑郁，促进其生理功能恢复。

福建医科大学附属第一医院新生儿科已开展袋鼠式护理多年。在专科护士的指导下，妈妈们提前做好个人清洁卫生，穿着宽松的衣服，进入我科专门进行袋鼠式护理的房间。我科专业的护士为首次进行袋鼠式护理的妈妈详细讲解后，剩下的时间就交给妈妈和小宝贝啦！妈妈们不止一次感叹："自从孩子出生住院后，我总是隔着玻璃或通过'QQ 群'里护士发的照片才能看到宝宝，这种感觉太揪心了。现在通过这样的袋鼠式护理，我终于可以和宝宝亲密接触了，看着宝宝的小嘴有力地吸吮着乳汁，实在是太感动了！"下图为福建医科大学附属第一医院新生儿科护士正在为袋鼠护理妈妈进行宣教。

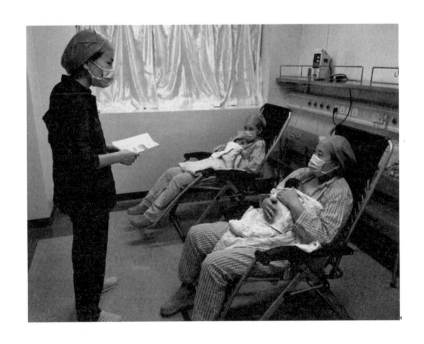

新生儿家庭式病房

新生儿重症监护病房（NICU）传统的封闭管理模式阻碍了母婴早期接触，不仅延误了父母获取照顾技能的最佳时机，也不利于早产儿的发育。家庭参与式照护（family integrated care，FIC）是近年来新兴的一种护理模式，强调医护人员作为指导者，患儿父母承担主要照顾角色，早产儿父母在医护人员的宣教指导下，进入 NICU 为早产儿实施非医学生活护理。

采用家庭参与式病房模式能够改善母乳喂养状况，提高纯母乳喂养率。美国营养学会建议婴儿出生后应持续半年进行纯母乳喂养。但对于入住 NICU 的早产儿来说，全封闭式的管理制度限制了母婴接触，纯母乳喂养率大大降低。因此，为了提高纯母乳喂养率，临床多开展母乳喂养家庭病房来增加早产儿与母亲的接触。在家庭参与式病房中，早产儿母亲可与早产儿保持长时间的亲密接触，有利于增进亲子感情，增加母亲的责任感，使早产儿母亲更加愿意坚持母乳喂养。另外，早产儿在家庭参与式病房内可随时吸吮乳头，能够促进母亲的乳汁分泌，减少因乳汁分泌不足而造成的纯母乳喂养率下降的情况。

妈妈小屋

"妈妈小屋"指的其实就是母婴设施。2016 年 11 月，原国家卫生计生委、国家发展改革委、全国总工会、全国妇联等 10 部门联合印发《关于加快推进母婴设施建设的指导意见》（以下简称"《意见》"），明确到 2020 年底，所有应配置母婴设施的公共场所和用人单位基本建成标准化母婴设施。值得关注的是，各地在执行 10 部门《意见》时，比较重视商圈、交通枢纽等"公共场所"

母婴设施配置，对用人单位母婴设施的配置关注不够。事实上，近些年"二孩"政策放开后，职场妈妈越来越多。不少哺乳期的妈妈需要利用工作间隙存储母乳，下班时带回家喂养宝宝。"妈妈小屋"的诞生正是基于女职工哺乳期备乳、哺乳的需求。

福建医科大学附属第一医院"职工妈妈小屋"于2021年3月8日正式对特殊时期女职工开放（如下图所示）。室内以暖橘色调为主，配备沙发、茶几、冰箱、饮水机等，主要为哺乳期阶段的妈妈们提供了人性化的温馨场所，既提高母乳喂养率，也提升了医院女职工的归属感、获得感和幸福感。"职工妈妈小屋"虽不大，却解决了大问题。它为"家远一族"及医护人员这个特殊行业的母亲解决了哺乳难题，也让初为人母的"背奶妈妈"感受到了关怀，是女职工的温馨驿站，传递着尊重的温度和爱的能量。

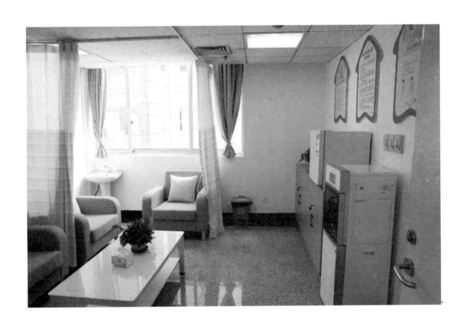

思考题

（1）为什么要成立母乳库？为成立母乳库，国家有哪些相关举措？

（2）如果你是一名新生儿科医生，会如何指导母乳喂养？

（3）为促进母乳喂养，我们还能做什么？

本素材思政目标及解读

本素材主要通过对母乳库、袋鼠式护理、新生儿家庭式病房、"妈妈小屋"的介绍，培养儿科医学生的科学素养和人文素养。该素材的内容展现了人类文明与医学技术的进步，为医学生们植入"促进母乳喂养，助力健康中国"的理念。人类的健康幸福是一切社会实践的终极目的，而健康又是人类一切实践活动的必要保证。作为儿科医生，理应从身边力所能及的事情做起，提倡母乳喂养，保证新生宝宝的第一口"黄金"。

与专业内容的融合点

通过对本素材的学习，增强医学生对母乳喂养专业内容的理解。其与专业内容的融合点主要表现在以下方面。

（1）母乳的特点：营养丰富、缓冲力小，提供营养性被动免疫、生长因子调节，经济实惠、方便、能加快产妇产后子宫恢复等。

（2）人乳的成分变化。

（3）建立良好的母乳喂养体系。

教学方法

主要通过素材阅读，结合思考题，展开本节内容的讲解，并融入思政元素。

（1）提问成立母乳库的原因，让学生们从专业知识方面分析母乳的优点，从健康中国的视角介绍母乳库的发展历程，培养学生们的爱国情怀。

（2）通过袋鼠式护理、新生儿家庭式病房的介绍，对学生们提出假设，将课堂知识转化为应用，借此教导学生们如何指导母乳喂养，如何用专业知识简单通俗化地与妈妈沟通交流，从而培养学生们的人文关怀。

（3）通过"妈妈小屋"的介绍，对学生们提出开放式问题：作为医学生，秉承"助力母乳喂养，促进健康中国"的理念，我们还能做些什么呢？

参考资料

［1］刘志雄.母乳库的发展及现状［J］.国际儿科学杂志，2020，47（2）：120-123.

［2］中国医师协会新生儿科医师分会营养专业委员会，中国医师协会儿童健康专业委员会母乳库学组，《中华儿科杂志》编辑委员会.新生儿重症监护病房推行早产儿母乳喂养的建议［J］.中华儿科杂志，2016，54（1）：13-16.

（马碧泓）

在变迁的世界中健康成长
《儿科学》第五章第七节
"蛋白质－能量营养不良"教学中的思政设计

素材故事

红色基因代代相传——年龄最小的烈士"小萝卜头"

说起"小萝卜头"，大家第一反应肯定是小学里学过的一篇叫《小萝卜头》的课文，课文中"小萝卜头"坚强乐观的精神确实感染了不止一代人。可能有些人并不知道，"小萝卜头"不是虚构的人物，而是现实中真实存在过的一个人。他就是刚满9岁就被杀害的革命烈士——宋振中。

宋振中（1941—1949）乳名森森，江苏邳县（今邳州市）人，为宋绮云和徐林侠的幼子。1941年，其随母被捕入狱，先后被关押在西安大雁塔胡宗南司令部、重庆"白公馆"监狱。由于严重缺乏营养、发育不良，他头大身小，被难友们称为"小萝卜头"。

据韩子栋回忆，秘密集中营从抓、杀、关到毁尸灭迹都完全保密，从头到尾一丝不露，被抓走的人叫"失踪"，而"谁找失踪的人，找的人也就失踪了"。"小萝卜头"的爸爸宋绮云同志失踪了，妈妈徐林侠到处打听，结果一天傍晚，宋绮云的一个部下告诉徐林侠："你不是要找宋先生吗？他现在很忙，没时间回来，宋先生叫我来请你去。"徐林侠和怀中抱着的"小萝卜头"就这样失踪了。

1941 年 12 月，敌人将宋绮云夫妇和小儿子宋振中，由西安转押到重庆"中美特种技术合作所"的"白公馆"监狱。在这里，敌人用新刑具、新武器对革命者进行摧残和试验。凡被关入这里的人都将受到酷刑，直至死亡。由于特务们要整顿"中美特种技术合作所"这个地方，除把已致残和他们认为没有"价值"的"囚犯"全数枪毙外，1943 年 3 月，他们将宋绮云一家、韩子栋（即《红岩》中的华子良原型）及其他一些主要"政治犯人"，转押到贵州息烽阳郎坝监狱。

一天，韩子栋他们正在做"室内旅行"，宋绮云"啊"地惊叫一声，冲到窗前。韩子栋忙跟过去看，看到一个瘦得皮包骨头的孩子，跌跌撞撞地跑来。"小萝卜头"喘着粗气，艰难地仰起头来，两只大眼睛直直地看着爸爸。他嘴巴嗫嚅着，刚喊出一声"爸爸"，就哽咽了。这时一个看守匆匆跑来追他，"小萝卜头"就撒腿跑了。一直保持镇静的宋绮云，斑白的乱发颤动着，胡子哆嗦着，但什么也没说。牢房的人都满含眼泪，愤怒在心中翻腾。这是韩子栋第一次见"小萝卜头"。

1946 年 7 月，息烽集中营撤销，韩子栋等 72 名"犯人"被转囚至重庆。在"白公馆"监狱，"疯老头"韩子栋和"小萝卜头"是一对"好搭档"。这一老一少，在"犯人"当中，相比之下是比较自由的，可以在监狱里来回走动。在政治上他们思想一致，立场坚定，在生活上韩子栋十分关照"小萝卜头"，他们相互配合监狱里的中国共产党党支部秘密工作，传递可靠的信息，同特务们进行了一次次斗争。通过他们，监狱中的中国共产党党员和监狱当局进行了一次次正义与邪恶的较量，终于使监狱中的"政治犯人"取得了一个又一个胜利。

"小萝卜头"到了上学的年龄，几经斗争，监狱同意在监狱里找人教他。"小萝卜头"的第一个老师是罗世文，罗世文牺牲后，他又跟着黄显声学习。他趁上课的机会，在监狱里传递了不少信息。

《挺进报》在狱中依然出版着，虽然报纸很简单，一张纸条上就写几句话。如"淮海战役辉煌胜利，歼敌 60 余万人""新华社发表元旦献词《将革命进行到底》"等。原来，被关押的东北军爱国将领黄显声将军有一份报纸，他摘录后让"小萝卜头"交给《挺进报》负责人陈然，再由"小萝卜头"送达各牢房。"小萝卜头"为办好这份报纸作出了巨大贡献。

黄显声还把一个叠得很小的纸块塞进"小萝卜头"袖内暗袋，要他马上送给许晓轩（为狱中秘密党支部书记），"小萝卜头"顺利完成了任务。这是一张"白公馆"监狱的内外地形图，包括"白公馆"周边地形、岗哨等布防情况，它是"疯老头"韩子栋花了 2 天时间精心绘制而成，准备集体越狱用的。韩子栋越狱前，徐林侠用旧布给他做了件衣服和一个白布口袋，由"小萝卜头"送去。韩子栋曾讲，他看到针线缝里有血迹时，眼泪"刷"地就流下来了。

"小萝卜头"自有记忆起，就一直在监狱里长大，不知道监狱外另有天地。在他的心目中，监狱就是社会。善与恶，好与坏，是用牢房划分的。牢房外打人的是坏蛋，牢房里被关的是好人。1949 年后曾任中共青海省委统战部部长的胡春甫来信说，1947 年他被抓进"白公馆"惨遭毒打，在阴暗的铺上躺了整整 2 天不能动弹，当时 7 岁的"小萝卜头"从门缝里看见他戴着铁镣躺着，就告诉了妈妈。妈妈把自己做苦工挣下的挂面，下了一大碗，让"小萝卜头"端着送给了他。胡春甫在信中满怀深情地写道："在我经受酷刑之后，最痛苦、最困难的时候，是'小萝卜头'给我送来了一碗面条，是这碗面条暖了我的身，也暖了我的心，使我知道在狱中有同志在关心着我、鼓励着我。这给我增加了与敌人斗争和战胜敌人的信心！"

1949 年 2 月，宋绮云和杨虎城两家，被转移到贵阳灵山麒麟洞，关在一起。不久后，蒋介石亲自安排了杀害杨虎城一家和宋绮云一家等罪恶计划。

1949 年 9 月 6 日晚上 11 时，宋绮云夫妇、幼子振中和杨虎城夫人在贵州息烽县"玄天洞"监狱中生下的幼女等一行人，与杨虎城将军，被分别从贵州押到重庆。预先埋伏在那里的特务 6 人，用刀刺死杨将军和夫人谢葆贞以及幼子杨拯中后，又闯进临时关押宋绮云夫妇的房间，首先对着宋绮云、徐林侠劈胸就是几刀，二人当场被刺死。他们接着刺死了杨将军的小女儿杨拯贵（仅 6 岁）和"小萝卜头"宋振中（仅 8 岁）。匪徒们为了掩盖这一滔天罪行，将宋绮云、徐林侠二烈士和孩子们的尸体埋在隔壁房间的地底下，并在地面浇灌了水泥，妄图消灭罪证。

重庆解放之后，他们的遗体才被找到并移往西安郊区的杨虎城墓。"小萝卜头"这位年仅 8 岁的小烈士，从小在监狱里长大。他是那么渴望能像小鸟一样自由，直至牺牲时，手中还紧紧地握着一支画小鸟的铅笔。

关注贫困地区儿童营养，我们在行动

为改善贫困地区儿童营养和健康状况，促进儿童生长发育，降低婴幼儿营养不良和贫血率，提高儿童家长科学喂养知识普及程度，2018 年，国家卫生健康委员会和全国妇联继续在贫困地区实施儿童营养改善项目，免费为贫困地区 6~24 月龄婴幼儿发放营养包。

免费午餐是 2011 年 4 月 2 日，由邓飞联合 500 名记者、国内数十家主流

媒体和中国社会福利基金会发起的免费午餐基金公募计划。从 2011 年成立开始，免费午餐坚持透明、公开和接受监督，用廉洁、安全和高效来赢得人民信任，迅速获得力量。为确保善款善用，志愿者协助学校开通了微博，每日公开收支信息，稽核团队也会暗访突查。同时请当地政府、媒体、非政府组织（NGO）、家长、"无所不在"的网友、"神出鬼没"的旅友一起参与一线监管。2011 年10 月，免费午餐又联合政府和企业，聚集更多资源，获得更多力量。2011 年 10月 26 日，国务院决定启动实施农村义务教育学生营养改善计划：中央每年拨款160 多亿元，按照每生每天 3 元的标准为农村义务教育阶段学生提供营养膳食补助，普惠 680 个县市、约 2600 万在校学生。

2015 年，安利公益基金会联合中国发展研究基金会、中国儿童少年基金会等机构，共同开展"为'5'加油——学前儿童营养改善计划"，针对中国贫困地区 3~5 岁儿童免费发放儿童营养咀嚼片，并开展营养健康教育，帮助贫困儿童健康成长。这是全国首个针对 3~5 岁儿童的营养改善项目。2019 年，"为'5'加油"项目已覆盖全国 11 个省 22 县 800 多所幼儿园 5 万多名儿童，中国疾控中心"为'5'加油"学前儿童营养改善项目效果评估报告显示：项目地儿童贫血率下降 22%，低体重率下降 44%，生长迟缓率下降 54%，提前达到《国民营养计划》中 2020 年目标。

中国儿童营养不良状况分析

早在"千禧年"来临之际，世界卫生大会（the world health assembly）就曾提出过一个"千禧年"的核心发展目标"到 2030 年消除一切形式的营养不良"。为此，联合国儿童基金会、世界卫生组织采取了各种措施来实时地监控各国居民的营养不良状况，推动世界各国（特别是第三世界国家和不发达国家）提高儿童和成人的营养卫生水平。

2000 年以来，联合国儿童基金会、世界卫生组织和世界银行每年都定期联合发布各国 60 月龄以下儿童营养不良状况的数据报告（JME，joint child malnutrition estimate）。从现有监控数据来看，世界范围内儿童营养不良状况都不同程度地得到了持续改善，全球 5 岁以下儿童发育迟缓的发病率从 1990 年的 39.6% 下降到 2015 年底的 23.2%，发育迟缓的儿童数量从 2.55 亿下降到 2015 年的 1.56 亿。这中间，东亚地区作出的贡献最大，而其减少部分又主要来自中国。

就我国而言，改善儿童营养不良状况的努力和成就有目共睹。一些学者以全国总体或以个别省份或以特定地区为研究对象的长期追踪调查发现，近 30 年来，我国儿童营养不良问题已得到了大幅改善，并提供了大量的调查数据。这些调查计算出来的相关指标也一直是联合国儿基会网站 JME 数据的主要来源。已有数据显示，在 1990 年代初，我国 5 岁以下儿童发育迟缓率高达 38%，但到 2000 年时已下降到 17.8%，到 2010 年时更下降到 9.4%；最新的官方数据表明，2013 年我国 6 岁以下儿童发育迟缓发病率已下降到 8.1%，并已低于国际平均值。从儿童消瘦患病率来看，1990 年我国 5 岁以下儿童消瘦率为 4.2%，2000 年时已下降到 2.5%，但此后一直维持在 2.6% 的水平；2013 年的数据表明，6 岁以下儿童的消瘦率为 2.0%，较 1990 年的 4.2% 下降 2.2 个百分点。尽管上述统计数据还受到多方面的质疑，但不可否认的是，我们取得的成就相比于全世界绝大多数发展中国家来说都是十分显著的。

蔡威：深耕"营养"，笃行致远

一、身高成为进入儿外科的"临门一脚"

蔡威从小就喜欢医学。他舅舅是一名医生，每逢中学放暑假，蔡威就经常到舅舅工作的医院去，那拥有"神秘"救死扶伤力量的地方，在他心里种下了为医者的种子。

国家恢复高考制度后，蔡威的理想只有一个——考上医学院校。

那一年，离高考只有 10 个月的时候，蔡威所在的中学组建了提高班，学校组织了最好的老师为这个班级授课，到了高考前 3 个月，又从这个班级中选拔出 15 名尖子生，蔡威的名字就在里面。这 15 个人全部都高考成功了。

最神奇的是蔡威的英语成绩。由于是恢复高考第一届，英语不计入录取总分内，在最后复习阶段，蔡威一点也没有复习过英语。但作为科目，英语成绩仍会作为同等条件下的录取参考因素。那次考试，才考了半个小时，其他同学们都离场了，考场里面只剩下蔡威一人，两个监考老师陪着他考到了最后。没有想到，这一考竟然考了 53 分，而那一年上海外国语学院的录取成绩仅 40 分。

英语之于现代医学殿堂，如同交流的"官方语言"，而蔡威在语言上的成绩也为他将来拓展学术领域埋下了伏笔。

高考的出色，让蔡威如愿进入了上海第二医科大学，在那个年代，志愿里但凡填过儿科的，一律都被录取至儿科系，而上海第二医科大学的儿科系则设立在新华医院（现为上海交通大学医学院附属新华医院）。1983 年，蔡威以优异的成绩毕业留院，放在他面前的是两个选择——儿内科和儿外科。他说："我就是立志要做儿外科医生。"为了这个志向，年轻的蔡威找到了当时的科主任，坚定表达了希望加入儿外科的想法。主任问他："为什么？" 蔡威说："因为我人高啊！"除了个子高，蔡威还拥有国家三级运动员的资格，田径和排球样样在行。"身体好，才有足够的体力做手术。"就这样，蔡威留在了儿外科。要知道，仅有 5% 儿科系毕业的优秀同学才能去儿外科。

在新华医院做了 3 年住院医生后，蔡威感到了对知识的渴求。他说："我就是觉得自己'不够了'，所以就考了佘亚雄教授的硕士生。"那一届，是佘教授最后一年招硕士，当时有 12 个人考，最后剩 5 个人过线，蔡威就是其中之一。

佘亚雄教授是我国小儿外科的奠基人之一，正是在他的倡导下，1953 年，上海第二医科大学才建立了我国第一个小儿外科专业。1959 年，他领衔研究成功的"空气灌肠治疗小儿肠套叠"新技术，可以称为那个时代的代表性医学成就。跟着佘老师，蔡威的专业特长也逐渐聚焦在肠道亚专业上。

蔡威是幸运的，但他更是勤奋的。此后的 10 年，他为了把技术练好，就把家安在了新华医院，24 小时值守，一头扎在手术室里，长时间陪伴在患儿的床边。"整整 10 年！那个时候，真的叫住院医生，我只想着把医生当好。"蔡威说。

二、好奇心开拓新领域

就当大家都以为蔡威将更聚焦手术室的时候，他的一个决定让很多人吃了一惊："我决定增加营养研究的方向。"

这个"意外"源于蔡威的好奇心。有一天，蔡威看见一个病人在挂"牛奶"，他很好奇，就问："怎么'牛奶'可以直接挂进去啊？"后来他才知道，这是脂肪乳剂，不是牛奶。"牛奶"不能直接静脉输注。从此以后，关于营养的一切都成了蔡威的兴趣点。

当他鼓足勇气，终于把自己希望钻研营养的想法告诉佘亚雄老师的时候，没有想到，老教授格外平和，回答他说："好的，你去做吧！"佘先生在学术上的开明，给了蔡威更大的空间和信心。

临床营养或者营养支持是 20 世纪重大医学进展。由于营养支持和手术没有直接关系，往往不被重视，外科医生中感兴趣、肯投入的人也不是很多。可是，在蔡威看来，营养对小儿外科手术的成功有着至关重要的作用，弱小的孩童能不能度过手术后的一道道难关，营养支持的科学配置必不可少。

三、蔡威成功研发了我国首个适用于新生儿的专用氨基酸静脉注射液制剂

新的方向，新的执着。蔡威把自己的目标定在了小儿静脉营养。他借鉴成人静脉营养的配置，再根据儿童营养所需，重新改造，成功研发了我国首个适用于新生儿的专用氨基酸静脉注射液制剂。由于药品配方达到了国际先进水平，且药价低廉，至今仍无同类外资或合资产品在中国销售。数十年过去了，新生儿专用氨基酸静脉注射液制剂仍是他研究的重点，他说："产品仍在不断地迭代改进之中，以至于，这一产品至今仍处于国际领先的水平。"

1993 年，蔡威获得了第四届上海市卫生系统银蛇奖。有了银蛇奖的肯定，蔡威在医教研领域的发展变得更加顺畅。"特别是在新华医院独立建起了临床营养科。"蔡威说，"那年我才 35 岁，这么年轻就带领一个新创科室，医院给了我莫大的信任与支持。"

1995 年 7 月 10 日，在新华医院领导的支持下，蔡威牵头成立了临床营养中

心。虽然当时人少条件差，但这对蔡威来说，是一种莫大的鼓励，他暗暗发誓"一定要做出成绩来"。

当时的条件之差简直难以想象，蔡威只招募了两员干将，加上他自己还是一名小儿外科的医生，只有一半时间能在临床营养中心工作，因此整个科室只能算有两个半人。

新华医院临床营养科主任汤庆娅就是两员干将之一。当年，她在妇产科婴儿室做儿科医生，加盟营养科后，她就搬到了医院供进修医生使用的一间宿舍，里面连桌椅也没有。汤庆娅就自己到后勤修理科捡了一把破椅子，开始了新工作。

3 个月后，蔡威公派出国学习。为了能跟汤庆娅保持沟通，蔡威动用了最多的一笔科研经费去买了一台电脑，这可是新华医院第一台科室拥有的电脑，有了电脑，蔡威和汤庆娅就有了跨国交流的"武器" —— 电子邮件，他可以在第一时间将从美国学到的知识与国内临床结合。

四、深耕"营养"硕果满枝

1995 年至 1998 年，蔡威先后在美国哈佛医学院附属波士顿儿童医院、附属麻省总医院及麻省理工学院学习。在波士顿儿童医院，小儿消化是他常去的科室。他一有空还会去小儿外科观摩手术。半年后，蔡威自问："就这么回去了吗？"为了学更多，蔡威想再争取一下，于是他找到了麻省总医院的创伤代谢研究中心并成功获得了资助，得以在美国继续学习。

出国进修大大开阔了蔡威教授的视野。回国后，他将所学付诸实践，在新华医院建立了一支临床管理团队，强化了组织构架和内涵建设，并着重提高研究团队的科研思维和科研设计能力。通过多年的不懈努力，临床营养的科研团队在危重症新生儿合理营养支持领域取得了一系列具有国际先进水平的重大创新成果，填补了医学界在该领域系统化研究的空白，研究成果获得了国家科技进步二等奖。

除研发我国首个适用于中国新生儿的专用氨基酸静脉注射液制剂外，蔡威还建立了全国儿科外周中心静脉导管（PICC）培训中心，培训全国各地学员累计近千人次；在国内外首次发现传统中药丹参对肠外营养相关肝损害具有防治作用，让很多过去被判为"不治之症"的危重患儿得到了及时救治。

同时，在总结以往基础研究与临床治疗经验的基础上，蔡威团队采用循证医学方法，结合国内外最新研究进展及本课题组研究成果，完成了我国首部《中国新生儿营养支持临床应用指南》，大大减少了不合理的营养支持及其并发症发生率。该研究成果也得到了欧洲同行的高度认可，蔡威教授也因此受邀前往德国慕尼黑参与欧洲小儿胃肠肝病与营养学会（ESPGHAN）与中华医学会肠外肠内营养学分会（CSPEN）联合修订《小儿肠外营养指南（2015 年版）》，这是中国儿科专家首次受邀参与欧洲静脉营养指南的制定。

2015 年，在《中华医学会儿科学分会消化学组历史沿革与发展》一文中有这样一段表述："1995 年，上海交通大学医学院附属新华医院蔡威教授率先成立临床营养科，建立了住院患者营养会诊和营养查房制度，开展了经周围置中心静脉导管（PICC）、空肠造口或经皮内镜胃造口置管（PEG）等新型营养支持途径技术。在儿科特殊消化道疾病如短肠综合征、肠瘘、小肠淋巴管扩张症、全消化道神经节细胞异常症等肠衰竭伴有重度营养不良患儿的诊治和营养治疗方面取得了较大成功。"这是中华医学会消化学组对蔡威创设的新华医院小儿消化营养科取得成绩的评价。

2003 年，蔡威走上上海第二医科大学副校长新岗位的道路后，开始在完善教育管理机制方面进行探索。2005 年，他担任上海市卫生局副局长，又开始了在公共卫生体系建设方面的探索，主持调研并制定《上海市加强公共卫生体系建设三年行动计划（2007—2009 年）》。其间上海建立了全科医生规范化培养体系，对已在岗的社区医生制定严格的"全科"培训制度，进一步扩大科班"全科医师"规范化培训，强化了社区全科医生的配置能力和"健康守门人"的作用。

同时，蔡威进一步完善了公共卫生应急管理组织体系，建立了市和区（县）两级突发公共卫生事件应急指挥与决策系统，在市、区（县）两级建立起了集预防控制、卫生监督、医疗救治和医学检测于一体的卫生应急救援队伍，还设定了诸如"实施老年白内障减免治疗，基本实现本市 70 岁以上老年白内障患者复明脱盲""各区（县）人均预防保健等公共卫生服务经费 2008 年不低于 40 元"等一些量化指标，赢得了老百姓的好评，这些都让他感到欣慰。

思考题

（1）为什么大家都叫宋振中"小萝卜头"呢？

（2）除以上提供素材之外，还有什么公益项目是关注贫困地区儿童营养的吗？

（3）1949 年前儿童营养不良的原因和现在儿童营养不良的原因有何不同？

本素材思政目标及解读

本素材内容分为四部分。第一部分通过学习小说《红岩》中"小萝卜头"

的故事，让"红岩精神"植入新时代学生们的心中，点燃他们的理想信念，培养爱国情怀，让光耀千秋的红色文化代代相传。第二部分列举了国家及一些公益组织为改善贫困地区所做出的努力，个人的力量也可以汇聚起实现民族复兴的磅礴力量，关爱贫困地区困难家庭儿童健康成长，使儿童获得良好的人生开端，为儿童一生的发展奠定良好的基础。第三部分通过介绍目前阶段国家在改善儿童营养不良方面所取得的成就，充分体现国家对推进健康中国建设，维护儿童健康的高度重视和坚定决心，增强医学生的民族自豪感。第四部分介绍了儿童营养学专家蔡威教授的事迹。在推动营养研究和学科发展的道路上，蔡威教授满怀激情，并用"精勤不倦，追求卓越"的精神阐明了营养工作者所应具备的素养，希望医学生们在新时期"健康中国"战略的引领下，守初心，担使命，为全民的健康保驾护航，并为之而奋斗。

与专业内容的融合点

通过对素材的学习，增强医学生对营养不良相关专业内容的理解。其与专业内容的融合点主要表现在以下方面。

（1）营养不良的病因：蛋白质和/或能量摄入不足、消化吸收障碍、分解代谢增加。

（2）营养不良的临床表现：体重不增、身高影响、精神改变、营养性贫血等。

（3）营养不良的治疗及预防。

教学方法

（1）导入：从"小萝卜头"的形象讲起，引入营养不良的病因——摄入不足，并融入"红岩精神"的思政元素。

（2）展开：为改善贫困地区儿童营养不良状况，国家制定了一系列相关政策，并鼓励民间公益组织助力儿童健康成长。可讨论针对营养不良的预防措施及治疗方案，通过肯定国家在改善儿童营养不良方面的努力和成就，增强学生的民族自豪感。

（3）延展：结合当下儿童营养不良的状况，使学生认识到疾病相关的营养不良已成为儿童营养不良的主要原因，作为儿科医生，应该学习蔡威教授"精勤不倦，追求卓越"的精神，夯实医学基础，不断进取，严谨求精，为祖国贡献自己的一份力量。

参考资料

参考文献

[1] 刘精明. 我国儿童营养不良状况分析 [J]. 江苏社会科学，2019（1）：59-68.

其他参考资料

·《沪上名医、上海儿科医学研究所所长蔡威：专注是医者应有的态度》（作者：佳岑）

（马碧泓）

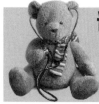

谁喂胖了中国孩子
《儿科学》第五章第八节
"儿童单纯性肥胖"教学中的思政设计

| 素材故事

4岁孩子睡梦中去世

2018年4月18日《钱江晚报》报道，小海是个江西男孩，被爸爸妈妈带去儿童医院看病时才4岁7个月。这位不到5岁的小朋友，腰围已经达到95厘米，快赶上正常发育的成年人了。其身体质量指数（BMI）超过35，属于重度肥胖，晚上睡觉的时候鼾声如雷，经常因为打鼾憋气惊醒。经过医院检查显示，小海已患上了睡眠呼吸暂停综合征。除此之外，各种肥胖引起的代谢性疾病，高血脂、高血压、脂肪肝，小海一个都没落下。

由于部分检查结果需要几天之后才能出来，小海一家打算先回老家。但就在回家路上悲剧发生了，晚上他们住进旅馆休息，当晚夜里3点多，小海爸爸从梦中惊醒，觉得不大对劲，儿子熟悉的打鼾声消失了，房间里安静得可怕。他马上起来去看邻床的儿子，发现小海已经停止了呼吸，一个年轻的生命就这样在睡眠中离开了。

中国儿童肥胖报告

随着社会经济的快速发展和居民生活方式的巨大转变，我国儿童超重及肥胖率呈现快速增长的趋势。20 世纪 80 年代，儿童肥胖在我国尚未形成流行，还不是一个公共卫生问题。但是，从 90 年代开始，儿童肥胖率呈现不断增长趋势。中国 9 市 7 岁以下儿童单纯性肥胖症流行病学调查结果显示，1986 年 0~7 岁儿童单纯性肥胖总检出率为 0.91%，男性儿童为 0.93%，女性儿童为 0.90%。2006 年的调查结果显示，0~7 岁儿童超重检出率为 6.25%，男、女性儿童分别为 6.59% 和 5.88%。肥胖检出率为 3.19%，男、女性儿童分别为 3.82% 和 2.48%。1986~2006 年我国 0~7 岁儿童单纯性肥胖检出率迅速增长。1985 年 "中国学生体质与健康调研" 结果显示，我国 7~18 岁城市男女生超重及肥胖检出率为 1.3%~1.6%，农村男女生超重及肥胖检出率为 0.5%~1.6%，我国学龄儿童超重及肥胖率还处于较低水平。到了 2000 年，我国 7~18 岁城市男女生的超重及肥胖检出率分别增加至 15.7% 和 9.1%，农村男女生分别为 5.9% 和 4.6%。肥胖已出现流行态势，特别是在城市学生中。进入 21 世纪，我国儿童超重及肥胖率不断攀升。2014 年，我国 7~18 岁城市男女生超重及肥胖检出率已分别达到 28.2% 和 16.4%，农村男女生分别达到 20.3% 和 12.8%。儿童肥胖已呈现全国流行态势，特别是近年来，农村学生中超重及肥胖率增长速度加快。

我国儿童肥胖的流行虽晚于发达国家，但正处于快速上升的时期，这也正是进行防控的最佳时期。如果能抓住机遇，采取有效措施、积极应对，就能取得事半功倍的效果；如果贻误时机，放任儿童肥胖流行，将给居民健康、生活质量以及社会经济的发展带来沉重的负担和巨大的损失。

中国肥胖儿童数量全球第一：谁喂胖了中国孩子

很多人认为，孩子白白胖胖的，才叫健康，这是一个很悲哀也可怕的育儿误区。

曾经有报道采访过一个典型的"胖墩"。这孩子出生时就胖。爷爷奶奶抚养他时，觉得孩子一定要白白胖胖才健康，对他的饮食没有节制。所以他习惯了这种错误的饮食方式，形成了一种固定的思维，随时随地都要吃东西，就连书包里也是满满的零食。他的体重一天一变，作为才10岁的男孩子，胖得连乳房都有了。孩子的妈妈说："最近几个月，孩子的饭量是越来越大，而且经常喊饿。他特别喜欢碳酸饮料，常常一瓶接一瓶地喝，有时候睡觉前也喝。"饭量大，吃零食没有节制，还特别喜欢油炸食物、高糖饮料，如此大的摄入量，能不胖吗？那么，究其原因有哪些呢？

一、饮食结构的问题

有一种观点认为，我们国家如此之多的肥胖人数以及肥胖儿童人数，问题出在传统饮食结构上。真是这样吗？其实，当代儿童的饮食结构已经从传统主食转向高胆固醇食物。相当多的孩子养成了高脂、高糖、低纤维的饮食模式，炸薯条、巧克力、高糖分果脯、奶油蛋糕、夹心饼干对于孩子们来说都不陌生。而这样的饮食习惯和饮食结构，已被越来越多的证据证明，是导致儿童单纯性肥胖的高危因素。

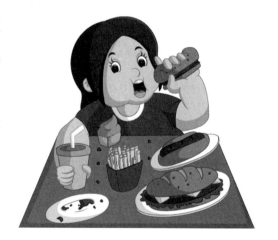

二、隔代育儿

隔代育儿是导致中国孩子过度肥胖和超重的另一重要原因。几年前，笔者朋友的小侄女出生，当时去参加了百日宴，孩子看上去有些瘦小，但是五官端正，一看就知道是个美人坯子。前段时间，我去朋友家做客，又看到了他的小侄女，小侄女已经胖得令人不敢相信，脸上的肉把眼睛都挤成一条缝了。问及原因，朋友说："还不是老人家带的！"确实是，身处现在这个高压力的社会，年轻人根本没有时间和精力来带孩子。很多年轻人会选择把孩子托给老一辈代为照料，但是老一辈带孩子有一个问题，那就是觉得孩子胖才叫好，白白胖胖才叫健康。一项调查显示，60%以上的孩子肥胖，都是由隔代育儿造成的，而如果一个孩子由两边老人一起抚养长大，孩子会更胖。这主要是观念引起的，老人家大多经历过物资匮乏的时代，小时候没饭吃的情景历历在目，生怕孩子吃不饱穿不暖，溺爱导致放纵，无节制地喂食高热量食物。再加上在中国老人看来，孩子瘦就是不健康，白白胖胖才叫有福气，于是，"吃得多是好事""能吃是福"大行其道。如果条件允许，年轻的父母尽可能不要隔代育儿。

三、快餐店"网红"化

快餐绝对是孩子肥胖的一大原因。试问哪一个孩子不喜欢吃炸鸡、汉堡、珍珠奶茶、方便面呢？快餐店的很多食品都高热量、不健康，下面的一组真实数据就可以证明这一点。

一杯奶茶的热量是300~400卡路里（1卡路里为4.1868焦），相当于跑步40分钟消耗的热量，其糖分含量极高。一个汉堡的热量是600卡路里，相当于跑步80分钟消耗的热量，其淀粉、油脂含量高。

有较多零花钱的中小学生食用或饮用了更多含糖饮料、零食、西式快餐等高热量食品，他们超重或患肥胖症的可能性比其他同龄人高出 45%~90%。

四、孩子胖，是父母没管好

必须要说：孩子过度肥胖，排除疾病等先天因素，就是因为父母没管好。也许你会说，这是孩子没自制力。孩子当然没自制力，好吃懒做是人类天性，成年人尚且未能管得住自己的嘴，孩子更做不好。这是正常的，孩子如果能管好自己，还要父母做什么？这个"锅"，必须要父母背。

本素材思政目标及解读

本素材主要包括三方面内容。一是通过讲述小海的悲剧故事让大家体会到肥胖带来的严重危害，提醒大家应该转变某些陈旧的观念，胖并非福气，反而很可能是祸害之源。二是根据中国儿童肥胖报告解读近 30 年来我国儿童肥胖率的具体数据，显而易见，虽然我国肥胖发病率晚于发达国家，可现阶段正处于快速发展时期，结合小海的故事让人倍感危机所在。三是我们医学生如何去面对这种现实的危机，如何转变观念，抓住机遇，采取有效措施积极应对，从而取得事半功倍的效果。

与专业内容的融合点

通过对本素材的学习，增强医学生对儿童单纯性肥胖内容的理解。其与专业内容的融合点主要表现在以下方面。

（1）儿童单纯性肥胖的概念、并发症及其危害。

（2）儿童单纯性肥胖的流行病学。

（3）儿童单纯性肥胖的病因及防治原则。

教学方法

（1）导入：将第一个素材故事作为切入点，让学生们深刻体会肥胖的并发症以及带来的危害，为故事的结局感到惋惜与悲痛。

（2）展开：根据中国儿童肥胖报告所反映的近30年中国儿童肥胖数据，介绍肥胖的概念、临床表现以及我们应如何应对。

（3）延展：儿童期肥胖大多延续至成人期，关乎国民的健康与未来，社会经济发展的同时更要注重生活方式的转变，而不能以牺牲健康为前提，因此，我们要抓住当前关键时期，采取积极有效的措施；如果贻误时机，放任儿童肥胖的流行，将给居民健康、生活质量以及社会经济的发展带来沉重的负担和巨大的损失。

参考资料

［1］马冠生.中国儿童肥胖报告［M］.北京：人民卫生出版社，2017：5-29.

［2］中国营养学会.学龄儿童膳食指南［J］.中国学校卫生，2016，37（7）：961-967.

（洪琳亮）

超级"宝爸宝妈"的真实体验
《儿科学》第五章第九节 "营养性维生素 D 缺乏" 教学中的思政设计

素材故事

门诊诊疗过程 "临床早体验"

讲师带领学生拍摄"临床早体验"视频（助教讲师扮演标准患儿家长，进行主诉和病史陈述。学生进行病历书写及处理，模拟儿童维生素 D 缺乏病诊断过程）。

一、"临床早体验"视频剧本

8 月龄男婴。主诉：婴儿以"夜间烦躁、汗多 2 月余"为主诉就诊。婴儿母亲诉说，2 月余来，婴儿夜间烦躁不安，汗多，晚上睡在空调房内，但仍然烦躁不安，入睡后易惊，枕部和背部汗多，无发热，纳可，自行用"八宝惊风散"未见改善。既往史：既往无疾病史；因居住在工厂附近，周围空气不好，还因近半年来，新型冠状病毒肺炎疫情肆虐而没有带孩子外出，只是让孩子在家里隔着窗户玻璃晒太阳；孩子晒太阳时穿着衣服。个人史：G1P1，足月顺产，母乳喂养至今，近 2 个月来，已添加自制的米糊、肉汤和鱼汤，但出生至今未添加鱼肝油和钙片。查体：神清，呼吸平顺，体温 36.5℃，见有枕秃明显，头颅未见明显方颅和畸形，无软化，前囟 2cm×2cm，平软，咽无充血，胸廓无畸形，双肺呼吸音清，无啰音，心脏无异常，腹软，肝脾肋下未触及，神经系统无异常。

预告课堂活动将结合"临床早体验"视频，开展 3 个议题的讨论，要求课前做好分组安排，选出每个问题汇报发言的同学。3 个课堂讨论的议题包括：

（1）引起维生素 D 缺乏的原因有哪些？

（2）如何进行维生素 D 缺乏的检查诊断？

（3）维生素 D 缺乏的预防治疗具体措施有哪些？

课堂活动时，首先进行"临床早体验"视频关键片段回顾，针对上述视频，提出 3 个问题：

（1）该患儿为什么会出现维生素 D 缺乏？①母乳喂养，母亲认为母乳最有营养，没有给孩子补充维生素 D，由此引入母乳喂养儿如何进行维生素 D 缺乏的预防。②周围环境有粉尘雾霾，影响日照效果，户外活动少，由此引入如何有效地对婴儿进行日光照射以预防维生素 D 缺乏。③辅食添加未强化婴儿食品，由此引入婴儿强化食品和辅食添加的重要性。由以上 3 个方向引入课程思政。

（2）该患儿应该如何进行维生素 D 缺乏病的检查诊断？家长对给孩子抽血检查有顾虑，由此引入如何进行儿童维生素 D 缺乏病的检查和诊断。

（3）该患儿应该如何进行维生素 D 缺乏病的预防治疗？在上述引起维生素 D 缺乏原因的基础上，提出有针对性的预防措施。

群体预防措施有哪些？个体预防措施有哪些？

治疗中针对有关维生素 D 的知识进行补充：维生素 D 与鱼肝油的区别；成人用鱼肝油与婴儿用鱼肝油的区别；鱼肝油与鱼油的区别；补充维生素 D 剂量；补钙问题等。

二、我是超级"宝妈（宝爸）"

结合上述病例，进行角色转换，以小班为单位，随机选择汇报议题，选派代表发言（3分钟），组内同学可以补充（1分钟），其他小组同学可补充和纠错（1分钟）。假设自己是超级"宝妈（宝爸）"，为视频中的孩子家长支招，介绍如何开展健康宣教预防儿童维生素 D 缺乏、如何检查诊断儿童维生素 D 缺乏病，如何防治儿童维生素 D 缺乏病（分组发言，每组1个议题）。

按照将复杂的问题设计成简单问题序列的思路，让学生循序渐进，逐级深入地去理解与掌握知识。例如，针对在前一个教学环节所播放预先录制的视频，讲师可提出的第一个问题：该患儿为什么会出现维生素 D 缺乏？

随后展开，并逐级深入探讨以下问题。

（1）母亲认为母乳最有营养，没有必要给孩子额外补充维生素 D，这个观点对吗？由此引出母乳喂养儿要额外补充维生素 D。

（2）孩子家长说每天都有让孩子晒太阳，为什么还会出现维生素 D 缺乏呢？家长误区：孩子家长认为外面的空气不好，每天让孩子在家里隔着窗户玻璃晒太阳，而且还让孩子穿着衣服。由此引出户外活动少、周围环境有粉尘雾霾、窗户玻璃阻隔，以及穿着衣物都影响日照效果。

（3）孩子家长给孩子添加辅食都是新鲜食材，认为这样营养最好，而没有添加强化婴儿食品。由此引出婴儿辅食添加的重要性。现有的食物中维生素 D 含量不足，应推荐添加婴儿强化食品。

（4）婴儿期重要维生素、微量营养素的参考摄入量（DRIs）、平均需要量（EAR）、推荐摄入量（RNI）、适宜摄入量（AI）、可耐受最高摄入量（UL）

的基本概念，以及这些与摄入不足的风险、不良反应的风险之间的关系。

（5）婴儿维生素 D 缺乏所引起的非骨骼病变问题，即维生素 D 营养与其他疾病的关系。

在介绍第（1）（2）点时，引入课程思政，强调我们国家在环境治理、婴儿食品质量管控方面所做的努力、所取得的成效。

（4）（5）为拓展问题，可安排 2 组同学回答，不需要完全正确和非常全面，有思考即可。而前面问题则需学生解答无误，要求其完全掌握。

思考题

（1）作为一名儿科医生，你觉得哪些行为可以拉近医患关系，让诊治变得更加顺利？

（2）营养素缺乏是一个世界性的健康问题，《"健康中国 2030"规划纲要》提出"要显著降低我国居民营养素缺乏率"的健康目标，作为医务工作者，你会怎么做？

本素材思政目标及解读

（1）通过观看临床视频，角色转换后帮孩子家长支招，实现"临床早接触"，提高同学对所学习知识的实际应用能力。

（2）通过角色互换，让同学们体验为人父母的心情和艰辛，传递中华民族传统家庭观念，培养同学们的"儿科情怀"。

（3）引用具体数据，阐述环境污染和食品强化对维生素 D 营养状况影响，反映环境污染对紫外线的阻挡作用，引发对环境治理及食品安全等议题的思考，了解近年来环境治理的成效，体现"绿水青山就是金山银山"的科学生态观；引用国家对婴幼儿食品的监管成效，强化同学对我们党和国家"健康中国""生命至上""以人为本"执政理念的理解。

与专业内容的融合点

通过课堂活动，增强同学们对本章节内容理解和应用。其与专业内容的融合点主要表现在以下方面。

（1）引起维生素 D 缺乏的原因。

（2）维生素 D 缺乏的检查诊断。

（3）维生素 D 缺乏的预防治疗具体措施。

教学方法

在完成本章节课程内容学习的基础上，采用课中活动结合课后讨论模式，融入课程思政元素。通过观看临床视频模拟临床诊断过程实现"临床早接触"；以小班为单位，开展同伴教学，观看临床视频关键环节，进行角色转换，假设自己是超级宝妈（宝爸），为视频中的孩子家长支招；辅以课后针对思考题的讨论，基于"超星"平台开展师生互动和生生互动并融入思政元素。

（1）在"临床早体验"活动中，助教老师扮演标准患儿家长进行主诉和病史陈述，学生进行病历书写及处理，模拟儿童维生素 D 缺乏病诊断过程。在课堂活动中结合"临床早体验"视频，开展 3 个议题的讨论，包括：①引起维生素 D 缺乏的原因有哪些？②如何进行维生素 D 缺乏的检查诊断？③维生素 D 缺乏的预防治疗具体措施有哪些？实现对课程知识的强化学习和巩固。

（2）通过"我是超级宝妈（宝爸）"活动，结合上述病例，进行角色转换，假设自己是超级宝妈（宝爸），为视频中的孩子家长支招，介绍如何开展健康宣教预防儿童维生素 D 缺乏病、如何检查诊断儿童维生素 D 缺乏病，如何防治儿童维生素 D 缺乏病。按照将复杂的问题设计成简单问题序列的思路，让学生循序渐进，逐级深入地去理解与掌握知识。

（3）在完成章节内容学习的基础上，就引起维生素 D 缺乏的原因、维生素 D 缺乏的预防群体措施和个体预防措施，融入课程思政，就"绿水青山就是金山银山"的科学生态观、我们国家对婴幼儿食品的监管以及"健康中国""生命至上""以人为本"执政理念，提出拓展问题供同学们思考和讨论。

参考资料

［1］中华医学会儿科学分会儿童保健学组 . 维生素 D 缺乏性佝偻病防治建议［J］. 中华儿科杂志，2008，46（3）：190-191.

（吴斌）

争分夺秒的生命接力——新生儿转运

《儿科学》第六章第一节 "新生儿与新生儿疾病概述"教学中的思政设计

素材故事

新生儿转运系统

"哇——"一声啼哭打破了手术室的宁静，一个 28 周、体重 1.3 千克的宝宝来到了这个世界。稚嫩的生命不得不经受重重考验。出生后 1 小时，他便出现了鼻扇、口吐白沫、发绀等呼吸困难的症状，急需进一步治疗。然而，医院没有配备呼吸机、血气分析仪等医疗设备，也没有相应的治疗药品，因此无法顺利进行抢救。"滴答，滴答……"每流失一分钟，抢救的希望便又少了一分。在此紧要关头，医生联系了转运系统里的上级医院。上级医院立即派出新生儿科转运团队及车辆，对孩子进行抢救处理，并在确保生命征稳定后，将其送至转运车辆。随后转运团队迅速连接心电监护，利用气管插管辅助通气，并维持静脉通路、维持血糖及循环稳定。到达医院后，孩子立即被送至新生儿重症监护病房（NICU）接受进一步治疗。万幸，在这场争分夺秒的生命接力中，孩子得到了及时的救治。

以上情况，每天都能在危重新生儿救治中心（newborn care center, NCC）见到。我国经济发展不均衡，医疗资源集中在大中城市，在乡镇及部分县级医院甚至落后地区的市级医院，严重缺乏呼吸机、血气分析仪、CT 及 MRI 等先进的医疗设备，且（或）缺乏经过正规培训的新生儿专科医护人员，客观上造成了城乡医疗卫生状况的巨大差别。有报道称，我国农村新生儿死亡率为城市的近 2 倍。既往的危重新生儿转运，主要通过基层医院、"120"单程运送或由家长直接送来，由于缺乏训练有素的新生儿专业急救人员和先进的抢救设备，导致部分危重新生儿在转运前或转运途中病情加重，甚至留有严重的后遗症或死亡。为提高救治水平，降低新生儿病死率与致残率，我国的新生儿转运系统（neonatal transport network，NTN）应运而生。NTN 系一项由接收医院主动把"流动的新生儿重症监护中心"送到危重患儿身边的双程转运系统，是一个以三级医院为中心向周围辐射，集转运、通讯、联络和培训为一体的特殊医疗系统。其主要通过有计划、有组织地对基层医院中的高危新生儿进行就地抢救，待病情稳定后再转送 NICU，使危重患儿得到更好的诊疗与护理。

NTN 起源于美国。1900 年，美国芝加哥产科医院的 De Lee 医生报道了首例用可移动暖箱转运病重早产新生儿的案例，到 20 世纪中期，美国的新生儿转运系统已日渐完善。NTN 的建立，使得美国的新生儿救治整体水平有了大幅度提升。据 Shenai 等报道，美国田纳西州 5 个上百万人口大城市的 NICU，与州内 100 个乡镇医院建立了新生儿转运网络的联系，转运后病死率从 1975 年建立初期的 2.8% 降至 1986 年的 0.8%。

我国的新生儿转运系统工作于 20 世纪 80 年代后期开始搭建，借鉴了发达国家的转运网络构建系统，发展迅速，成绩斐然。1989~1999 年共转运高危新生儿 8089 例，途中病死率仅 0.43%；整个转运网络病死率仅为 2.07%，远低于此期间广东省 5 岁以下儿童死亡抽样调查所得的早期新生儿病死率 17.60%；而参与其转运网络的 19 家基层医院，新生儿总体病死率从 1994 年的 18.9% 降至 1996 年的 15.35%。

与此同时，转运工作中也存在着不少困难。初始的新生儿转运网络是以省会城市和地级市为中心，转运的覆盖面广泛，距离长，花费时间久，难以使危重患儿获得及时的高质量救治。转运过程中因抢救设备与条件受限，可能导致患儿病情变化甚至死亡，亦可因路途颠簸出现仪器故障、交通意外等风险。为此，缩短转运路途，提高转运效率势在必行。2017 年中国医师协会新生儿科医师分会出台《新生儿转运工作指南》，提出区域性新生儿转运网络（regional neonatal transport network，RNTN）的概念，且提出转运网络应采用"综合、主动、全程、立体型"技术服务模式为宜。业务内容应为涵盖高危儿转运救治、人员培训和科学研究的全方位服务，转运形式应以 NCC 接回患儿的主动转运为主，转运的服务范围应包括产房待产、新生儿转运和宫内转运，转运途径应逐步拓展为陆路、航空和水路结合的立体型交通网。该指南的出台，进一步规范了转运工作，减少了病死率，建立了良好、通畅的区域新生儿转运网络体系。近些年，各地区逐渐组织成立新生儿区域急救转运中心，划区分片，对口转运，提高转运效率。转运工作经验丰富、时限长的医院，还可与固定医院建立合作关系，独立转运。

区域性新生儿转运网络如下图所示。

21 世纪以来，新生儿转运网络在各地纷纷建立，覆盖范围越来越广，已成

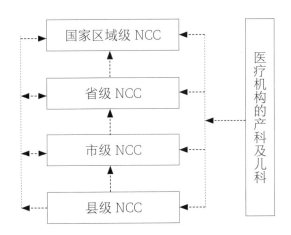

为我国围产医学重要的组成部分。愿全国各地新生儿科医师的努力，让转运系统更加高效地运转，让更多孩子在这场生命接力中获得生的希望。

本素材思政目标及解读

本素材主要介绍新生儿转运系统的构建历史、转运网络的规范化，以及我国新生儿转运系统建设所取得的成绩，在开始本章节教学的同时，可融入"健康中国"理念和社会责任感，让学生认识到新生儿专科医师为抢救患儿的不懈努力，体悟治病救人的情怀，把学生职业发展与儿童健康事业相联系，增加新生儿专科医师职业的吸引力。

与专业内容的融合点

本章节主要讲解新生儿和围产期的概念、新生儿分类，以及属于高危儿的常见情况；介绍新生儿病房分级、NICU 收治对象及配备要求。其与专业内容的融合点主要表现在以下方面。

（1）在不具备技术和设备条件的情况下，如何满足危重新生儿、高危儿的临床救治需要的条件、人员和设施要求？

（2）新生儿病房分级、NICU 概念及收治对象，以及 NICU 需要的配置；建立新生儿救护转运网络的重要性。

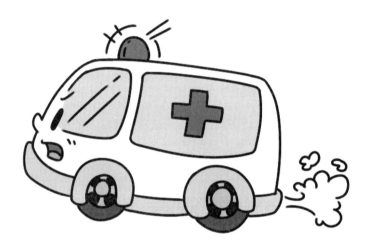

教学方法

在完成本章节课程内容学习基础上，采用课中引导和课后阅读模式融入课程思政元素。

在对新生儿转运系统的构建历史、转运网络的规范化，以及我国新生儿转运系统建设所取得成绩的介绍中，融入"健康中国"理念和社会责任感，让学生认识到新生儿专科医师为抢救患儿的不懈努力，体悟治病救人的情怀。同时，把学生职业发展与儿童健康事业相联系，增加新生儿专科医师职业吸引力。

参考资料

［1］中国内地新生儿专业发展现状调查协作组.中国内地新生儿转运现状调查［J］.中华急诊医学杂志，2013，22（5）：459-463.

［2］孔祥永，封志纯，李秋平.新生儿转运工作指南（2017 年版）［J］.发育医学电子杂志，2017，5（4）：193-197.

［3］王俊怡，徐小静.完善区域新生儿转运网络［J］.中国科技成果，2016，10：20-21.

（王睛雯）

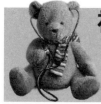

初生的乐章
《儿科学》第六章第四节
"新生儿窒息"教学中的思政设计

素材故事

初生的乐章

产科、新生儿科医生在评估新生儿出生情况时，都会使用一个简易、快速的评估工具——Apgar 评分。Apgar 是肤色（appearance）、心率（pulse）、对刺激的反应（grimace）、肌张力（activity）和呼吸（respiration）这 5 个英文单词的首字母组合，也恰是其发明者——Virginia Apgar 教授的名字。

该评分原先并没有以 Apgar 命名，初始版本是以 5 项客观体征〔心率（hear rate）、呼吸费力（respiratory effort）、反射性激惹（reflex irritability）、肌张力（muscle tone）和肤色（skin color）〕为评估项目。在评分发表后的几年，科罗拉多大学的 2 位医生提议通过记忆首字母的方式，让学生掌握评分要点，而将首字母连起来，正好是 Apgar 的名字。

Apgar 教授是哥伦比亚大学医学院的第一位女性正教授，也是第一名设计出新生儿医学中重要临床工具的女医生。但她并不是新生儿科或产科医生，而是哥伦比亚大学医院麻醉科的主任医师。她在产房的麻醉工作中发现，医学上缺乏准确评估新生儿出生情况的临床指标及工具，于是发明了 Apgar 评分。

为何将其称作"初生的乐章"呢？那是因为 Apgar 教授出身音乐世家，自己也会演奏小提琴，该评分系统借鉴了音乐的理念，5 个评分点就像 5 个音符。每一个音符只有 3 个音调，分别为 0，1 和 2，曲子的停顿处就是评估的时间点。

Apgar 评分系统

	项目	0 分	1 分	2 分
A	肌张力	松软	稍屈曲	四肢屈曲，动作灵活
P	心率	无	< 100 次 / 分	> 100 次 / 分
G	对刺激反应	无	皱眉，反应及哭声弱	哭声响，反应灵敏
A	肤色	青紫或苍白	四肢青紫	全身红润
R	呼吸	无	微弱，不规则	良好，哭

1950 年，美国每 1000 名活产新生儿中就会有 20 例死亡，为新生儿死亡率高发的时期。那些出生时即存在畸形、个头过小、皮肤青灰、呼吸不正常等症状的婴儿往往被视为"死胎"，因当时的医生认为这些婴儿先天不足，很难存活。而一旦这些孩子被打上了"死胎"的标签，也就意味着不会再有下一步救治的方案，只能无助地迎接死神的来临。按照当时产科的惯例，产妇才是关注的重点，新生儿只是分娩的"副产品"，故对新生儿缺乏统一的医疗标准及治疗方案。即便有人愿意尝试救助这些"死胎"，也会因为救治风险高、担心惹上医疗官司而放弃。一篇回忆文章里是这么描述的："在 20 世纪 40 年代的产房里，妇产科医生是说一不二的老大，他们常说，出生体重低于 1 千克的小孩就不要救了，活不了的。这些孩子就被扔在手术室的冰冷角落，无人问津，直到他们停止呼吸。"

Apgar 觉得这种传统惯例有不合理之处，但没有足够的权力及话语权去公开发声质疑。不能直接说服医生，Apgar 便请求同样参加产妇分娩过程的护士帮助。身为女性，她有着天然的母性，更重视挽救幼小生命。经过 Apgar 的一番说服，护士们最终同意了。他们趁产科医生不备，进入停尸房尝试营救那些"死胎"。这个看起来颇具正义感的行为，有巨大的法律风险，不仅很可能断送 Apgar 的整个职业生涯，甚至有可能惹来官司。幸运的是，被列为"死胎"的婴儿活过来了。

这个幸运的"成功"给了 Apgar 话语权以及追随者，越来越多的医生、护士加入了她的行列。但大家很快就发现了一个问题：新生儿千差万别，究竟哪些症状最需要被关注，又该如何根据这些症状采取措施呢？为了寻找答案，Apgar 思考了近一年。

1949 年的一个普通的清晨，Apgar 教授坐在哥伦比亚大学的咖啡厅里喝着咖啡，脑子里构思着一首曲谱。在此时，一名轮转麻醉科的医学生来到她身边，询问评估新生儿的重要临床指标。她随口列举了一些要点，突然灵光乍现，意识到为什么不建立一个客观的新生儿评分系统？于是，Apgar 评分系统诞生了。

1952 年，在足足经过了 17000 名新生儿的验证后，Apgar 终于以论文的形式发表了后来的 Apgar 评分，这种评价方法不仅简洁易行，而且评价的准确性也非常高：评分在 0~3 分的新生儿，死亡率高达 14%，而 8~10 分的只有 0.13%！100 倍的死亡率差距，足够让医生们对高危新生儿重视起来了。1960 年左右，Apgar 评分在美国各大医院广泛使用。

此外，Apgar 评分为临床工作带来了不少革命性的进展。第一，以前没有准确评估新生儿出生情况的指标，而该评分简洁明确，分数确切可观，没有特殊医疗设备也可进行。产科医生为了更好的结果，更乐意关注新生儿的评分，胎心监测仪也成为产科的标配。第二，即使是 1 分钟评分低的新生儿，经过抢救措施，5 分钟、10 分钟评分并不低，后续仍可存活，预后尚可，这导致大家更重视新生儿的救治，并建立了新生儿重症监护室。第三，人们发现，全身麻醉的产妇所生的新生儿评分较脊椎麻醉、硬膜外麻醉的产妇低，从而逐渐改变了麻醉方式。随着 Apgar 评分的推行及新生儿救治技术的提升，美国新生儿的死亡率下降了十几倍。因此有人说："世界上每一个新生命在医院里诞生时，都会经过 Virginia Apgar 的目光注视。"

思考题

（1）Apgar 评分说明了什么问题？胎儿在宫内处于一个相对缺氧的环境。在顺产时，宫缩会使婴儿处于一个暂时性的阵发性的缺氧环境，绝大多数健康婴儿能耐受，并在宫缩间期很好地恢复，但也有婴儿发生缺氧损伤。缺氧损伤对 Apgar 评分中的指标的影响是有规律的。绝大多数婴儿在发生缺氧和恢复的过程中，这些指标的变化有一定的顺序。通过 Apgar 评分可以初步判断婴儿缺氧的程度和对复苏的反应。

（2）Apgar 评分有什么优点？简易、快速、明确，可用于指导新生儿复苏。

（3）Apgar 评分与预后的相关性？出生后 5 分钟 Apgar 评分 0~3 分与新生儿死亡有关；出生后 5 分钟 Apgar 评分越低，提示脑性瘫痪的发生率越高。Apgar 评分也可以作为一个预测长期儿童相关疾病（如长期呼吸系统和胃肠道疾病）的指标。

（4）Apgar 评分的局限性？评分有主观性；受多种因素影响，如产妇静脉使用镇痛、镇静或麻醉药物，先天畸形，创伤等；Apgar 评分低并不一定是窒息。

（5）Apgar 评分低就一定是窒息吗？在 1996 年，美国儿科学会（American academy of pediatrics，AAP）和美国妇产科医师学会（American college of obstetricians and gynecologists，ACOG）发布联合声明，在肯定 Apgar 评分作用的同时，指出单独使用 Apgar 评分不能作为诊断新生儿窒息的依据。这是因为，评分的 5 项体征并不能真正反映是否存在围产期缺氧这一根本问题。该声明提出了新生儿窒息诊断的新标准，即诊断新生儿窒息必须同时具备以下 4 个条件：①生后严重代谢性酸中毒，脐动脉血 pH 值 < 7.0。② Apgar 评分 < 3 分且持续 5 分钟以上。③有神经系统症状，如惊厥、昏迷及肌张力低下。④有多器官功能损害。2015 年，AAP 和 ACOG 再次强调，Apgar 评分受多种因素影响，如母亲使用镇静剂或麻醉剂、胎龄、先天异常和评估者之间的差异等，不恰当地使用 Apgar 评分会导致错误地诊断新生儿窒息。在诊断新生儿窒息时，除 Apgar 评分外，还需结合产程中胎心监护、脐动脉血气、新生儿脑功能、脑影像学、多器官功能状况及胎盘病理等方面综合考虑。目前，"Apgar 评分低不等同于窒息"这一点已获得共识。

本素材思政目标及解读

通过思政教育培养学生的科学素养及人文素质，让学生了解 Apgar 评分在新生儿医学史上的重要作用及其发现和应用于临床的过程，体会善加思考、创新思维、迎难而上、坚持不懈对科学研究工作的重要意义。

与专业内容的融合点

新生儿出生时会经历从母体到外界环境的巨大转变，多数新生儿可应对该剧变，但仍有少数孩子需要帮助。在 Apgar 评分发明之前，许多尚有救治机会的孩子没有生的希望。Apgar 教授秉持善加思考、创新思维、迎难而上、坚持不懈、无私无畏的研究精神，终于克服困难设计出了一套简易、快速、明确的评分系统，可用于指导新生儿复苏，从而推动了医学的发展。因此，此素材可以培养学生创新、无私的科学精神。

教学方法

此素材以讲授和讨论为主要教学形式。课前学生已经学习了新生儿窒息的概念、临床表现及治疗，讲师运用提问的形式加深对知识点的印象。讲到窒息的诊断时，可引出素材故事。Apgar 评分的发明过程十分曲折，Apgar 教授经过坚持不懈的努力，方才设计出这一临床工具，其应用于实际后成果显著，推进了医学的进步。这可启发学生认识到科学思维、科学研究和科学精神对于疾病治疗的重要性，使思政教育贯穿其中。

（陈森婧）

亚低温——新生儿大脑的保鲜技术
《儿科学》第六章第五节
"新生儿缺氧缺血性脑病"教学中的思政设计

| 素材故事

邵肖梅教授与亚低温疗法

笔者于 2012 年进入复旦大学，遇到人生中最重要的恩师——复旦大学附属儿科医院新生儿科的邵肖梅教授。3 年的学习，令我的专业知识有了提高，前辈的精神更加坚定了我从医的信念，邵教授教导我：人生的道路一旦选择，就要勇敢而坚持地走下去。

围产期窒息导致的缺氧缺血会引起脑血流重新分配、脑血管自主调节功能障碍、脑组织代谢改变，从而引起脑水肿、选择性神经元坏死、出血等病理改变，最终导致新生儿缺氧缺血性脑病（hypoxic-ischemic encephalopathy，HIE）的发生。这是新生儿死亡和伤残的重要原因，长期以来一直是新生儿医学领域的研究重点。

既往针对 HIE 的临床表现，如意识障碍、肌张力异常、惊厥发作、中枢性呼吸衰竭等症状，治疗的重点主要集中于对症和支持，但这仍然无法阻止脑损伤的发生和进展。如何降低 HIE 的死亡率，改善 HIE 患儿的预后问题一直困扰着国内外新生儿科医生。1997 年，邵肖梅教授牵头组织国内 13 个省 16 家医院开展了"亚低温治疗新生儿缺氧缺血性脑病（HIE）"的多中心随机对照临床研究，亚低温技术是用人工有道方法将体温降低 2℃~5℃，以减低能量消耗，减少细胞外谷氨酸、氧化反应，如同冰箱的保鲜技术，达到保护脑细胞的作用。邵教授的研究证实了亚低温疗法是治疗新生儿 HIE 最安全有效的神经保护措施，该成果在 *The Journal of Pediatrics* 上发表。针对国内 HIE 的诊断和治疗现状，2007 年邵肖梅教授带领团队历时 3 年 8 个月，查阅文献一万三千多篇，对国内外治疗新生儿 HIE 的药物和方法进行了全面的系统评价，并组织国内知名新生儿专家讨论，完成了"足月儿缺氧缺血性脑病治疗的循证指南"的制定，将其发表于《中国循证儿科杂志》。这对规范国内 HIE 的诊断和治疗起到了重要的作用。笔者入学后有幸参加"亚低温联合促红细胞治疗 HIE"的临床研究，3 年共计实施 45 例中 / 重度 HIE 的亚低温治疗，切身体会了前辈们开拓探索的不易与艰辛。

经亚低温治疗后的 HIE 患儿死亡率下降，新生儿期的神经预后也得到了明显改善，但是对这部分孩子的远期结果尚未有深入的研究。2001 年开始，邵肖梅教授致力于高危儿随访门诊，并形成了一个集新生儿科、康复科、神经科、儿童保健科、五官科、眼科等多学科合作的完整随访体系，对高危儿进行密切的随访和及时的干预。2020 年，笔者在杭州遇见了一名曾经接受亚低温治疗的孩子的爷爷奶奶，孩子一直在邵教授的门诊随访到 2 岁，现在已经上小学，在成长过程中有过一次热性惊厥，无其他 HIE 后遗症，成绩也很好。孩子的爷爷奶奶让我务必转达对邵教授的敬意和感谢。

对于"医生"这个职业，邵肖梅教授是这样说的："医生是一个崇高的职业，我们治病救人，不能有一丝疏忽，必须全心全意为人民服务，技术上一定要精益求精。""医生是一个特殊的职业，医学不断地在进步，活到老学到老，一辈子都要坚持不懈地学习，几个月不看书马上就落后了。"

邵肖梅教授的"新生儿脑损伤的防治策略研究"和"亚低温治疗新生儿缺氧缺血性脑病的基础和临床研究"获得实用新型专利2项和发明专利1项；"围产期缺氧缺血性脑损伤的早期诊断和防治研究"获2003年首届上海医学科技奖二等奖、上海市科技成果三等奖、全国中华医学科技奖三等奖；"亚低温治疗新生儿缺氧缺血性脑病新技术的创建、应用与推广"获2012年上海医学科技二等奖；2020年，邵教授获第八届中国儿科终身成就医师的荣誉。从青春年华到耄耋之年，邵教授把自己的所有精力都贡献给了医学事业，至今仍致力于挽救新生儿生命、改善新生儿预后的事业中。厚德尚学，精医济世！

思考题

（1）亚低温技术的应用指征是什么？

（2）为什么亚低温技术多用于近足/足月儿？其在小胎龄早产儿中应用受限的原因是什么？

（3）多年来新生儿围产期复苏强调保暖措施，而亚低温技术创新地使用"保鲜"技术保护新生儿的大脑细胞，你对此有什么看法？

本素材思政目标及解读

本素材讲述邵肖梅教授牵头组织国内13个省16家医院开展了"亚低温治疗新生儿缺氧缺血性脑病（HIE）"的多中心随机对照临床研究，证实了亚低温的神经保护作用。以往的复苏强调新生儿保暖，而亚低温技术却相反，它是通过降低体温达到脑保护的作用，而降低的温度又极有学问。本素材教导学生在医学研究时要有将创新和严谨相结合的精神。

亚低温技术被证实是降低死亡率和改善新生儿期神经预后的利器，但高危儿的远期结果还是令人担忧。邵肖梅教授在退休之后仍然继续致力于高危儿门诊，建立多学科随访体系，为高危儿的成长保驾护航。

从邵肖梅教授对"医生"这一职业的理解中，学生可以了解到医生是一个神圣的职业，要有一丝不苟的精神和精湛的医术。同时医学又是不断向前发展的，医生要活到老学到老。

与专业内容的融合点

以笔者的亲身经历为引入，介绍了新生儿缺氧缺血性脑病的病因、发病机制和病理学改变。以往的 HIE 治疗方法，是根据患者出现的临床表现进行对症、支持治疗，而目前被证实最安全有效的治疗方法是亚低温，书中短短的 2 行介绍饱含了新生儿前辈们多年的研究成果。面对国内 HIE 治疗不规范的现状，2011 年邵肖梅教授率领团队制定新生儿 HIE 的诊断和治疗指南，规范了 HIE 的诊疗。

教学方法

（1）引入：以笔者的经历介绍我国知名新生儿专家的学术造诣和医德高度。

（2）展开：新生儿缺氧缺血性脑病的病因、发病机制、病理学改变、临床表现、辅助检查、诊断标准和治疗原则。

（3）延展：引导学生查阅文献，拓展学习亚低温的适应证，进一步思考为什么亚低温技术不能用于小胎龄早产儿，并引导学生要勇于创新，探索未知的领域。

参考资料

［1］ZHOU H Z, CHENG G Q, SHAO X M, et al. Selective head cooling with mild systemic hypothermia after neonatal hypoxic-ischemic encephalopathy: a multicenter randomized controlled trial in China ［J］. The Journal of Pediatrics, 2010, 157（3）: 367-372.

［2］卫生部新生儿疾病重点实验室，GRADE 工作组中国中心. 足月儿缺氧缺血性脑病循证治疗指南［J］. 中国循证儿科杂志，2011（6）: 327-335.

（林碧云）

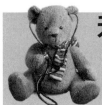

天折的肯尼迪之子
《儿科学》第六章第八节
"新生儿呼吸窘迫综合征"教学中的思政设计

▌素材故事

天折的肯尼迪之子

1963 年 8 月 7 日清晨，美国第一夫人杰奎琳·肯尼迪在美国马萨诸塞州空军基地的寓所中出现临产征兆。其时值怀孕 34 周余，故立即乘直升机赶往奥蒂斯空军基地医院，于当日下午进行了紧急剖宫产，一名体重 2.11 千克的男婴呱呱坠地，产房内外一片欢呼。肯尼迪总统随即请来神父为新生儿洗礼，依照肯尼迪祖父和杰奎琳父亲的名字为宝宝取名为"帕特里克·布维尔·肯尼迪"。然而，出生时看似无恙的小帕特里克很快出现了呼吸困难的症状，在场的医生们对此毫无头绪、束手无策。杰奎琳的产科医生立即联系了哈佛医学院附属波士顿儿童医院，医院委派儿科医生詹姆斯·德罗鲍即刻乘直升机赶往奥蒂斯空军基地。德罗鲍医生经过体检发现小帕特里克"呼吸急促且伴随着喘息音，每一次呼吸都很艰难"，病情危殆，于是建议总统将孩子转运至波士顿。出发之前，德罗鲍医生与肯尼迪总统一同将孩子护送到杰奎琳的病房，杰奎琳把手伸进婴儿保温箱的小门，紧紧握住儿子的小手，没想到，这竟成为母子间的最后一次见面。

出生 5 小时后，小帕特里克就抵达了波士顿儿童医院，由该院小儿心脏病学的先驱亚历山大·纳达斯教授主持抢救。民众聚集在医院外为帕特里克守夜祈福，广播报纸等媒体也轮番报道抢救的进度。然而，那时全世界的儿童医院都还没有建立新生儿重症监护室，新生儿专用呼吸机尚未投入临床使用，治疗手段也十分匮乏。鉴于小帕特里克已呈现出进行性加重的呼吸困难，抢救小组决定放手一搏，将小帕特里克送进以往用于治疗紫绀型先天性心脏病患儿的加压氧舱。虽然高氧治疗对早产儿来说存在致盲的严重后遗症，但这已经是当时唯一可能有效的方法了，总统及第一夫人经过短暂的考虑后便同意进行治疗。小帕特里克进入加压氧舱后，呼吸困难的症状一度有所好转，但不幸的是，在来到人世间仅仅 39 小时后，他还是停止了呼吸及心跳。肯尼迪总统随后乘机飞回奥蒂斯空军基地医院，向尚未完全康复的杰奎琳传达了儿子的死讯。肯尼迪总统的随从人员日后提到，总统平时几乎不流露自己的感情，但在帕特里克夭折后曾在房间内独自痛哭，并亲手将之前精心装修的婴儿房拆毁。

夺去小帕特里克年幼生命的病魔，便是导致早产儿死亡的最常见病因——新生儿呼吸窘迫综合征。该病是由于肺内缺乏肺表面活性物质，导致新生儿出生后出现急性呼吸衰竭，常见于肺发育不成熟的早产儿。在小帕特里克出生的年代，美国每年约有 25000 名早产儿死于呼吸窘迫综合征，即使他们有幸度过出生后 48 小时的高危期，生存率亦不足 40%~50%。

小帕特里克的夭折，引起了医疗界对呼吸窘迫综合征及早产儿研究的持续关注，甚至催生了新生儿学这一儿科亚专业，并推动了其发展。1965 年，美国康乃迪克州纽黑文市成立了历史上第一个新生儿重症监护室。1980 年，日本学者藤原哲郎等在《柳叶刀》上发表了成功应用肺表面活性物质的第一份临床报告，证实新生儿呼吸窘迫综合征患儿接受气管内注射肺表面活性物质后死亡率显著降低，从此开辟了外源性肺表面活性物质替代治疗的新时代。这一巨大的、革命性的进步，为无数呼吸窘迫综合征患儿及其家庭带来了希望。2003 年时，该病的生存率已升至 95%。历史学家认为，肯尼迪之子的病例对推动医学的进步产生了至关重要的影响，显著提高了早产儿生存率，其意义堪比世界上第一个人造卫星斯普特尼克 1 号之于人类的太空竞赛。

德罗鲍医生曾在接受采访时说："在帕特里克之前，我们已经治疗过许多类似的早产患儿，常常看着这些孩子们经历了一系列抢救治疗后却每况愈下。然而，总会有个别孩子最终幸存下来。所以，我们绝不会轻易放弃任何一个徘徊在生死边缘的患儿，虽然高压氧疗被证明最终无效，但我们认为尝试这一治疗是当时最为正确的决定。"帕特里克离世 55 年后，日本长野县立儿童医院成功救治了一名出生体重仅有 258 克的早产儿关野龙佑。其重量和一颗苹果差不多，刷新了至今存活的最小男婴的世界纪录，堪称医学上的奇迹，而奇迹的背后凝聚着历代新生儿专科医生不懈的努力。

思考题

（1）当你经管的患者病情危重且现有的治疗方法效果欠佳时，你会劝家属放弃治疗吗？为什么？

（2）当一种治疗方法能够挽救生命但会造成严重后遗症时，你会如何向患者及其家属进行知情告知？为什么？

本素材思政目标及解读

本素材主要介绍了美国总统肯尼迪之子因新生儿呼吸窘迫综合征夭折的案例，融入思政因素培养医学生的科学素养及人文素养，让学生在学习疾病诊治知识的同时，体会历代新生儿专科医生不畏艰难、迎难而上、勤于思索、坚持不懈的工作态度及精神对于医学工作及科学研究的重要意义。重在向学生们传递两个理念：一是敬佑生命，面对重症患者，只要有一线生机，就要坚持"不抛弃，不放弃"；二是不断超越，医学上仍有许多未知领域，要求医学工作者坚持业务精进，以推进"健康中国"建设、提高人民健康水平为己任。

与专业内容的融合点

通过对本素材的学习，增强学生对新生儿呼吸窘迫综合征专业内容的理解。其与专业内容的融合点主要表现在以下方面。

（1）新生儿呼吸窘迫综合征的病因为缺乏肺表面活性物质。

（2）新生儿呼吸窘迫综合征发病的高危因素，如早产。

（3）新生儿呼吸困难的临床表现如呼吸急促、喘息。

（4）新生儿呼吸窘迫综合征的治疗方法如外源性肺表面活性物质替代、呼吸支持。

教学方法

此素材以讲授和讨论为主要教学形式，在帮助学生理解记忆专业内容的同时，创新情境，进一步加强学生思政教育。首先，从介绍素材故事"夭折的肯尼迪之子"导入，讲解肯尼迪之子因罹患新生儿呼吸窘迫综合征、出生仅39小时治疗无效夭折的案例，接着运用提问的形式让学生回忆新生儿呼吸窘迫综合征的病因、临床表现，引导学生感悟中外儿科医生敬佑生命、医者仁心、不言放弃、不断超越的职业责任及担当，帮助学生领悟科学思维、科学研究和科学精神对于疾病治疗的重要性，思政教育贯穿其中。最后，通过介绍现今存活的全球最小体重男婴的世界纪录，展示新生儿学划时代的巨大进步，鼓舞学生们未来在临床工作中勇攀科学高峰，自觉地将科学研究与临床实践需求相结合，努力解决临床诊疗面临的实际问题。

参考资料

参考文献

[1] ALTMAN, LAWRENCE K. A Kennedy baby's life and death [N]. The New York Times, 2013-07-29.

[2] DONALDSON J, SUSAN. JFK baby death in 1963 sparked medical face to save preemies [N]. ABC News, 2013-08-07.

[3] HALLIDAY H L. The fascinating story of surfactant [N]. J Paediatr Child Health, 2017, 53 (4): 327-332.

其他参考文献

American Pediatrics: Milestones at the Millennium

（黄铃沂）

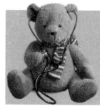

从迷信到科学：新生儿黄疸光疗的发现历史
《儿科学》第六章第九节
"新生儿黄疸"教学中的思政设计

| 素材故事

光疗的历史

1956 年夏天，罗奇福德综合医院里，沃德（J. Ward）护士听到儿科顾问的低沉声音和脚步声，赶紧把自己从早产儿单位带走的婴儿带进来。这已不是她第一次这么做了，曾有人问她为什么这么做，她说："没有新鲜空气和温暖的阳光无法治愈的疾病。"

顾问们注意到沃德带来的婴儿有片奇怪的三角形的黄色皮肤，比一般早产儿的皮肤更暗。在观察到这一现象后，该医院的顾问多布斯（R. H. Dobbs）医师问她："护士，你给孩子涂了什么？碘或黄酮吗？为什么？"沃德护士诚实地回答："先生，我只是带着婴儿出去呼吸新鲜空气并沐浴阳光，这种情况必定是阳光引起的。"多布斯医师声称晒太阳通常需要更长的时间才会造成红斑。沃德纠正道："先生，我把孩子带到外面时，这片皮肤是被衣服覆盖着的。"虽然这现象看起来很奇怪，但是顾问们考虑到需要照顾的婴儿的数量，以及这个特殊婴儿临床表现良好，就不再进一步追问。

几周后，一位黄疸婴儿的血液样本报告被延迟了，报告中血清胆红素值为

13~14mg/dl。这让多布斯医生感到疑惑，根据他多年的经验，所报告的数值与该婴儿临床的严重程度并不符合，所以他重新抽取一份新鲜的血液样本，亲自带到实验室，并与检验负责人佩里曼（P. W. Perryman）先生交涉。

当被问及为什么延误报告时，佩里曼先生说："我真的很抱歉延迟，先生。我的一名助手把血液样本放在窗台附近，导致我检验时遗漏了。但我亲自进行了测试，数值不可能错！我会重新测试剩下的样本，还有你带来的新样本。"

过了一会儿，佩里曼先生相当惊讶地说："我不确定是什么原因导致了这一切，但这个剩下的样本的数值是 9mg/dl；而你带来的第二个样本的数值为 24mg/dl ！"

这两件不相关的事件，引起了多布斯医师及其住院医师 J. Kramer 的关注。他们最终从这俩事件中探索出对新生儿黄疸具有重要临床意义和实用性的治疗。

在刚开始的研究中，他们需要克服种种困难。

首先，他们需要确定太阳光线的哪些成分导致了胆红素水平的降低，是热量，抑或是光线。其次，一旦他们确定是光线导致了胆红素水平的降低，还需要确定哪些黄疸婴儿需要使用这种"光疗法"，哪些黄疸婴儿需要交换输血，而哪些黄疸婴儿不需要干预。第三，他们需要确定胆红素是否受全光谱的影响，或者仅对光线的特定部分做出反应。最后，他们需要向医疗同行证明"光疗法"是科学的，而不仅仅是非理性的预感。

经过多年的实验，他们终于找出了有确切作用的光波长（蓝光），为婴儿创建了安全的电气设备，制定了持续的护理和其他需要的护理。他们还创造了使用足底采取血液样本来鉴定血清胆红素的方法，绘制黄疸的图表以确定哪些黄疸婴儿需要交换输血，哪些黄疸婴儿需要光疗。

如今，新生儿黄疸的治疗已不再是疑难问题。

那么特定波长的光是如何降低婴儿的胆红素水平呢？这里的基本原理是通过光疗，使原本不溶解的未结合胆红素溶解。当黄疸的婴儿暴露于 420~470nm 的光线（可见光谱中的蓝光）时，婴儿皮肤中的胆红素分子会经历光化学反应。以下两个是主要反应的示意图。

$$Z\text{-胆红素} \xleftrightarrow{\quad \text{光-异构化作用} \quad} E\text{-胆红素}$$

通过光疗，原本"Z"构型的胆红素异构化为"E"构型，后者具有水溶性，可随胆汁排泄。这是可逆的光异构化反应，有助于胆红素排泄。

$$\text{胆红素} \xleftrightarrow{\quad \text{氧化作用} \quad} \text{光红素}$$

胆红素被氧化成"光红素"，后者是结构异构体，可以直接从肾脏排泄。这是一种不可逆的反应。

在光疗期间，婴儿需要尽可能暴露，但眼睛、生殖器区域需要充分覆盖保护。同时医师需要定期监测总血清胆红素并维持婴儿的营养和水电解质平衡。

光疗是一种有效的治疗方法，它不能完全替代交换输血，但可以减少换血的次数。在光疗过程中，医师必须持续监测血清胆红素，以确保胆红素不会进入危险区域。

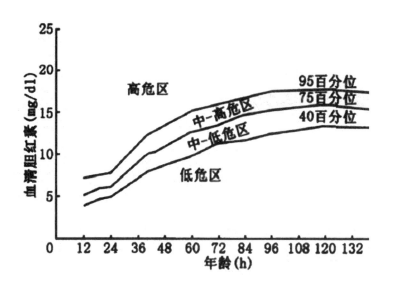

本素材思政目标及解读

通过思政教育培养学生的科学素养及人文素质，使学生了解一个被认为是天真的思想如何改变新生儿学的面貌和今后几代人的未来。让学生体会到创新思维、积极努力、抓住机遇、不畏艰难、克服困难、迎难而上、勤于思索、坚持不懈、无私无畏对科学研究工作的重要意义。鼓励学生在科学研究中既要善于抓住机遇，又要自信勤奋。

与专业内容的融合点

新生儿蓝光治疗是新生儿高胆红素血症简便、有效的治疗方法。光疗的发现，历经了很长的时间。其中，20 世纪 50 年代的两位儿科医生用天才头脑在看似混乱的、不相关的事件中发展出了具有临床意义和实用性的治疗方法。此素材可以感染学生，培养学生创新思维、积极努力、勤于思索、坚持不懈和无私无畏的科学精神，激励学生向他们学习，用自己的聪明才智和勤恳坚持为祖国的科学研究作出贡献。

教学方法

此素材以讲授和讨论为主要教学形式。讲授素材前，学生已经学习了新生儿黄疸的治疗，讲师可运用提问的形式唤起学生的回忆。由于新生儿蓝光治疗是新生儿高胆红素血症重要的治疗方法，因而对于治疗新生儿黄疸十分重要，由此可引出素材故事。新生儿光疗的发现艰辛而曲折。经过坚持不懈的努力，最终新生儿光疗被成功发现，并迅速用于临床治疗，效果显著，这让学生更加深刻地认识到光疗的重要性，同时启发学生认识到科学思维、科学研究和科学精神对于疾病治疗的重要性，思政教育贯穿其中。

参考资料

参考文献

[1] DOBBS R H, CREMER R J. Phototherapy.Archives of Disease in Childhood [J] . 1975, 50：833-836.

[2] AMBALAVANAN, NAMASIVAYAM, WALDEMAR A. Nelson Textbook of Pediatrics [M] . Amsterdam：Elsevier Science Health Science div, 2016.

其他参考资料

·《从迷信到科学——光疗的历史》

（刘健）

爱，从不罕见
《儿科学》第七章第二节
"原发性免疫缺陷病"教学中的思政设计

▍素材故事

原发性免疫缺陷病的诊疗：一个精准医学的范例

布鲁顿无丙种球蛋白血症（XLA）是首个被临床确认的原发性免疫缺陷病（PID），也是可通过临床表现和实验室检测得以确诊，并得到有效治疗的经典疾病范例。

1952 年 Bruton 报道 1 例 8 岁男性患儿反复呼吸道感染，血清蛋白电泳发现缺乏 γ 球蛋白。对其采取每个月肌内注射人体球蛋白治疗后，患儿临床症状得到控制。随后的类似病例研究却证明，XLA 为 X 连锁遗传疾病。该病的实验室表型为全部免疫球蛋白缺如，外周血 B 淋巴细胞明显降低或缺如，导致生后 4~12 个月的男性患儿，反复发生化脓性细菌感染。

1993 年，研究证明 BTK（bruton tyrosine kinase）基因缺失，是导致 XLA 的病因。这为阐明该病的分子发病机制和复杂的临床表型创造了条件。

目前对于 XLA 的临床诊断已较容易，患者的临床表现为临床诊断 XLA 提供了重要线索，包括反复化脓性细菌感染、肠道病毒感染。XLA 一般表现为男性患病和女性带病。免疫学检测发现患者外周血 B 淋巴细胞降低和血清 Ig 缺如，即可诊断为 XLA。对 XLA 的不典型病例，应进行基因分析。蛋白免疫印迹法和流式细胞计数（flow cytometry，FC）法检测，可发现多数 XLA 患者外周血单个核细胞无 BTK 蛋白表达。

由于 XLA 的疾病分子学发病机制目前已被确定，临床可对其进行靶向治疗，替代性 IgG 是最佳选择。在临床上常使用静脉注射丙种球蛋白（IVIG）对 XLA 患者进行治疗，以期达到与同龄人相应的正常血清 IgG 水平。

XLA 是 B 细胞内源性 BTK 基因突变引起的疾病，理论上基因治疗矫正 B 细胞是理所当然的，但考虑到转入的 BTK 基因失控性表达，有潜在致癌的可能性，其在临床的使用受到阻碍。由于免疫球蛋白替代治疗 XLA 安全有效，国际上多年来对该病的干细胞治疗持观望态度。近年因部分 XLA 患者"一次性治愈取代长期替代治疗"的愿望，才促使临床医师关注干细胞治疗 XLA 的意义。新近使用术前低条件处理的异基因骨髓移植，已经成功治疗 1 例 28 岁 XLA 患者，这表明 XLA 与其他多数 PID 一样，干细胞移植对其是有效治疗方法。

纵观 XLA 诊断、治疗的发展历程，可谓是精准医学的一个成功范例，即探寻疾病的分子学发病机制，明确生物学标志物、找准靶点，进行靶向治疗。其实，PID 的诊疗过程均是按照这一原则进行的。事实上，明确疾病的分子学发病机制，是进入精准医学模式的门槛。目前，已知导致 PID 的突变基因多达 300 个，涉及的临床表型，分布于临床各科。如果按照传统医学方式进行 PID 的诊断和治疗，其结果是治标不治本，延误患者病情，甚至致残或致命。反之，如果临床医师根据 PID 临床表型，对患者进行靶向基因分析或二代测序，发现特定的 PID 基因突变，将 PID 的诊断和治疗带入精准医学的门槛，有可能进行靶向治疗，改善患者预后，拯救其生命。

呼吁"救命药"进医保的"中国原发性免疫缺陷病先驱者"?

在 2017 年之前，有大量原发性免疫缺陷病患者因经济负担较重，而不能坚持完成 IVIG 或（皮下注射免疫球蛋白）替代治疗。一代代儿科免疫学家们秉承大医精诚精神，为国内原发性免疫缺陷病发展不遗余力地努力奋斗，不仅坚持不懈地为广大儿科同行宣传普及原发性免疫缺陷病的诊断治疗知识，大幅提高了中国大陆地区儿童原发性免疫缺陷病诊治水平，还积极为解决众多抗体缺陷病患儿"救命药"丙种球蛋白治疗费用高问题而努力。几代儿科免疫人多年持续不断地进行多方奔走宣传和呼吁，终于在 2017 年争取到国家将静脉丙种球蛋白医保范围覆盖到原发性免疫球蛋白缺陷症，为众多原发性免疫缺陷病患儿切实谋了福利，带来了福音。这些免疫学专家中最著名的是重庆医科大学附属儿童医院的杨锡强教授，他在 2019 年获"中国原发性免疫缺陷病先驱者"奖。

PID 病友会，让爱从不罕见

每年，重庆医科大学附属儿童医院风湿免疫科都会组织开展原发性免疫缺陷病（PID）病友会。2019 年，其共召集了全国各地 20 余个 PID 家庭参加。

现场热闹非凡，国内著名的专家教授对参加活动的 PID 患儿们进行了详细问诊和健康评估，为患儿们提供了专业性的诊治意见。

专家们会向患者介绍目前 PID 疾病基因治疗的概念、方法、优势以及初步的临床运用政策，为难治性 PID 患儿的治疗带来新的希望；为 PID 患儿家属讲解如何给予 PID 患儿合适、足够且营养搭配均衡的饮食；还从造血干细胞移植的概念、方法、疗效到移植前后各种注意事项等方面，为需要移植的患儿家属答疑解惑；针对日常生活中对 PID 患者护理的注意事项，传授许多实用的护理技巧和知识。

分享环节中，在医院社工部的支持和参与下，慢性肉芽肿病（CGD）患儿家属陈爸爸作为病友代表向大家毫无保留地分享了他们一家人艰辛、曲折、令人感动的诊治历程。陈爸爸用亲身经历鼓励着在场的每一个 PID 家庭，并表达了对医护人员的感激之情。

答疑环节，患儿家属们积极提出自己的疑惑，教授们一一进行详细解答。

活动最后，风湿免疫科唐雪梅主任祝愿 PID 宝贝们早日康复。她表示，一年一次的 PID 病友会总是有许多的惊喜：一项研究的进展，一个患儿的康复，一种疾病的治愈……每一次面对面的交流，都让一直坚持在疾病抗争一线的患儿、家属及医护人员多了一份相互理解和信任。虽然疾病抗争路途坎坷，但她坚信只要医患一家，一起努力，PID 这个大家庭终会攻克一个个难关，为 PID 患儿带来健康幸福的未来。

PID 虽然罕见，但爱从不会罕见。

思考题

（1）正如第二个素材故事中所提及的那样，由于免疫球蛋白替代治疗 XLA 安全有效，国际上多年来对该病的干细胞治疗持观望态度。你是否会因为 XLA 患者"一次性治愈取代长期替代治疗"的愿望，而愿意探索干细胞治疗 XLA 的意义？为什么？

（2）如果让你来组织 PID 病友会，你会怎么安排呢？请你做一份活动安排表。

本素材思政目标及解读

第一个素材故事主要介绍 PID 的诊疗过程是一个精准医学的范例，其过程是从临床表现到其背后的分子机制研究，再到靶向的精准治疗。目标在于培养学生的科学素养，让学生在学习疾病诊治知识的同时，体会精准诊疗、精益求精的意义。

第二个和第三个素材故事主要介绍 PID 领域的专家在工作之余，为患者作出的无私奉献。这样不仅能收获荣誉，更能收获医患之间的情谊。重在向学生们传递"医者仁心"精神。

与专业内容的融合点

通过对素材故事的学习，增强学生对原发性免疫缺陷病中抗体缺陷病专业内容的理解。其与专业内容的融合点主要表现在以下方面。

（1）原发性免疫缺陷病的定义和分类，XLA 为最常见的原发性免疫缺陷病。

（2）PID 的常见临床表现，如反复感染。

（3）PID 的常见治疗方式：IVIG、造血干细胞移植。

教学方法

第一个素材故事和教材中的该病的描述顺序相同，讲师可以在讲授这部分内容之后，总结这是一个精准医学的范例，并解释为何要进行精准诊疗。在帮助学生理解记忆 PID 的病因、分类、临床表现的同时，传递给学生在诊疗工作中需精益求精，不断探索，形成精准治疗的理念。

在本章节教学内容最后加入第二个和第三个素材故事，旨在告诉学生医生的职责不仅仅是在医院中看病救人，同时也应该让患者感觉到来自医者的关爱。培养学生形成"医者仁心"的精神，能够坚持不遗余力地造福患者。

参考资料

［1］佚名.杨锡强教授获"中国原发性免疫缺陷病先驱者"奖［J］.中华医学教育探索杂志，2019，18（6）：1.

［2］赵晓东，杨锡强.我国儿童免疫学的发展轨迹［J］.中华儿科杂志，2015，53（2）：84-86.

［3］杨锡强，赵晓东.防治原发性免疫缺陷病——全社会的责任［J］.中华实用儿科临床杂志，2015，30（9）：641-643.

［4］杨锡强，赵晓东.原发性免疫缺陷病的诊疗：一个精准医学的范例［J］.中华妇幼临床医学杂志（电子版），2016，12（5）：501-505.

（吴沛霖）

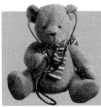

"Henoch Schönlein Purpura" 的由来
《儿科学》第七章第七节
"过敏性紫癜"教学中的思政设计

| 素材故事

过敏性紫癜为什么又叫做"Henoch Schönlein Purpura（HSP）"

过敏性紫癜，又称为 Henoch Schönlein Purpura（HSP）。为什么有这个英文名字，是因为它与德国的 2 位临床医生——Johann Lukas Schönlein 和 Eduard Henoch 有关。

Schönlein 于 1837 年报道了皮肤紫癜（非血小板减少性）与关节肿痛之间的关系，并称之为风湿性紫癜。其首次提出紫癜、关节炎、尿沉渣异常为本病的三联征。1874 年，Henoch 描述了紫癜和胃肠道症状之间的关系，1899 年 Henoch 进一步报道，紫癜患儿可能会出现严重的肾脏并发症。他们通过临床病例研究对这一疾病的认识作出了突出贡献，基于此，西方国家就以这师徒二人名字命名该疾病，这也是 Henoch Schönlein Purpura 命名的来源。1914 年，William Osler 认为其与过敏有关，又将其命名为 Anaphylactoid purpura，译作中文为"过敏性紫癜"。这是另一种不完全正确但常用的名称，因为研究已发现，在这种血管炎的发病过程中过敏机制不起主要作用。引起本病的因素很多，大致上可归纳为感染、食物过敏、抗生素、疫苗、遗传因素等，其中以细菌或病毒感染较常见。

HSP 在今天已有一个新的名字——IgA Vasculitis（IgAV），翻译为中文即 IgA 血管炎。2012 年 Chapel Hill 会议制定了新的血管分类标准，其中将 HSP 改名为 IgA 血管炎，进一步明确 IgA 在 HSP 发病过程中的作用。HSP 的基本病理为 IgA 为主的免疫复合物沉积于血管壁造成血管的炎性损伤。现在肯定的是，过程中先有 IgA1 分子部分结构的异常糖基化。当然，异常结构的 IgA 还不足以导致 IgAV，是其他环境和遗传危险因素的二次打击促使了 IgAV 的出现。正是一代代医生对临床研究的执着，才让我们今天对疾病有深刻的认识，越来越接近疾病的本质，可以为众多患者解除病痛。同学们也要继续秉承这种深刻钻研、执着追求的精神。

本素材思政目标及解读

通过思政教育培养学生的科学素养及人文素质，使其了解过敏性紫癜命名的由来和发展史。培养医学生对临床研究的兴趣，引导医学生形成以临床问题为导向的科研思路，执着追求的科学精神。突出以人名命名疾病是对在该领域临床研究中作出突出贡献的医学前辈们的纪念和颂扬。

与专业内容的融合点

过敏性紫癜有多个命名，在讲述疾病命名的来源的同时，通过人物故事的形式、由古至今简述，让同学们不仅了解了该疾病的历史，记住这些名字，还认识到该疾病的临床特点、病因和疾病本质（机制、发生病理）。因此，该素材可以感染学生，激发学生对临床研究的兴趣，引导医学生形成以临床问题为导向的科研思维，学习执着追求的科学精神。

教学方法

此素材以讲授和讨论为主要教学形式，讲授素材前，运用提问的形式唤起学生的好奇，激发他们的学习兴趣。

参考资料

［1］KAWASAKI Y，OUO A，OHARA S，et al. Henoch-schonlein purpura nephritis in childhood：pathogenesis，prognostic factors and treatment［J］. Fukushima J Med Sci，2013，59（1）：15-26.

（刘俊红）

为什么把皮肤黏膜淋巴结综合征称为"川崎病"
《儿科学》第七章第八节
"川崎病"教学中的思政设计

素材故事

川崎病发现

川崎富作（Kawasaki Tomisaku）出生于 1925 年，立志献身医学事业的他在 24 岁时毕业于日本千叶大学，随后供职于日本红十字会医学中心。

川崎富作的故事开始于 1961 年，一位年仅 4 岁 3 个月的小孩在母亲的陪伴下走进他的诊室，面对这位以高热、结膜炎、皮疹和淋巴结肿大为主要表现的孩子，从医多年的川崎有些"捉襟见肘"，他翻遍了资料、做尽了检查也未能明确孩子的诊断。最终，迫于无奈的川崎只得令孩子带着一份印有"诊断不明（diagnosis unknown）"的病历出院了。可是川崎老先生与这种神秘疾病的"缘分"并未就此了结，在此后的几年里，多次有类似表现的孩子来到他的诊室就诊，可他既没法明确病因也不能给出诊断，针对性地治疗更是无从谈起。最终束手无策的川崎意识到这很可能是一种人类历史上"素未谋面"的疾病，他决心将这一系列病例整合发表，期待能引起医学界同行们的注意。于是在 1967 年，历史上首篇关于"皮肤黏膜淋巴结综合征（川崎病的旧称）"的文章发表在了日本医学杂志 Arerugi 上。此后，越来越多的相关报道引起了医学界的重视，这类"病因不明、诊断不详、治疗无方"的疾病被命名为"川崎病（kawasaki disease）"。

为了更好地治疗川崎病并探究发病原因，川崎医生还担任了日本厚生劳动省相关研究组的组长，晚年作为日本川崎病研究中心的理事长尽心尽力，甚至亲自接听患者的咨询电话。不仅如此，他也常常飞赴海外的学术会议发表演讲。他曾经获得 1989 年的朝日奖、1991 年日本学士院奖、2006 年第一届日本儿科学会奖等众多医学奖。为了表彰他的功劳和成就，2010 年政府将其选为东京都的名誉都民。这些兢兢业业将一生都奉献给医学研究的医生、学者，为人类的健康作出巨大的贡献，为每个人的幸福奠定了基础。在我们享受这些伟大的医学成就给我们带来的健康和安全时，甚至不会意识到他们的存在，这也体现了这些医者的伟大。

川崎病过去被称为"皮肤黏膜淋巴结综合征"，是一种主要发生在 5 岁以下儿童的急性发热出疹性疾病。该病在 1967 年由日本儿科医生川崎富作首次描述，随后世界各地陆续报道，但以亚裔儿童更多见。近年来，川崎病的发病率呈上升趋势。日本连续监测发现，川崎病的发病率近 40 年逐年升高。我国的流行病学调查发现该病在我国也越来越多。据北京儿童医院统计，北京的川崎病发病率自 1995 年至今增长了近 6 倍，川崎病已经属于儿童住院的常见病。

该病对身体危害最大的地方是患儿发病时伴随全身性血管炎，以心脏冠状动脉炎症最常见，未经正规治疗患儿冠状动脉损伤的发生率达 25%，严重者或延误治疗者可以引起冠状动脉瘤，造成死亡或长期伴随着后遗症。川崎病目前已经取代风湿热，成为儿童后天性心脏病的主要诱发因素。

　　川崎病的病因至今不清，但临床和流行病学研究发现，该病的病因可能是一种或多种病原微生物感染了易感人群引起的免疫异常反应。其中病毒感染属于原因之一，引发新冠肺炎的冠状病毒也可以引起川崎病。虽然病因不清，但大剂量人血丙种球蛋白治疗可以迅速改善患儿的症状。正规使用人血丙种球蛋白后，冠状动脉并发症的发生概率大大降低，极大地改善了患儿的预后。因此，提高临床医生及家长对该病的认识，早期诊断、及时治疗，是改善川崎病的关键。川崎病虽然没有特异性的检验方法，但它有比较特异的临床表现，只要医生想到该病，诊断并不难，多数能够及时诊断。目前全世界公认的川崎病诊断标准主要根据临床表现，孩子如果在没有诱因情况下持续发烧 5 天以上，再出现如下 4 种或 5 种表现就可以诊断为川崎病：①双眼发红，结膜充血，多数没有分泌物。②口唇红肿、皲裂，口腔黏膜充血，杨梅舌。③身体出现皮疹，没有水疱或痂皮，小的孩子在卡介苗接种部位出现红肿。④双手指、脚趾末端红肿，掌心和脚心红斑，10 天左右出现手指和脚趾自甲沟开始的片状脱皮。⑤颈部淋巴结肿大，有的皮肤发红。如果未达到以上的标准，但高度怀疑川崎病，可以通过血化验、超声心动图检查进一步确诊。川崎病一旦诊断应该在发病 10 天之内给予治疗，超过 10 天还未接受治疗者发生冠状动脉瘤的危险极大。治疗的主要方法包括丙种球蛋白静脉输注和阿司匹林口服。丙种球蛋白的推荐剂量为每千克体重输注 2 克，12 小时内一次静脉输注。阿司匹林的用量为每日每千克体重 30 至 50 毫克，分 3 至 4 次口服，热退后改每日每千克体重 3 至 5 毫克。无冠状动脉并发症患儿口服阿司匹林至病后 2 个月，有冠状动脉并发症者应该口服到冠状动脉内径恢复正常。约 20% 的孩子对丙种球蛋白治疗不敏感，可能需要激素或其他二线药物治疗，这些孩子也更容易发生冠状动脉损伤。目前还没有针对川崎病的疫苗注射。

本素材思政目标及解读

通过思政教育培养学生的科学素养及人文素养，让学生了解川崎病的发现过程、疾病特点，及其发现的重要作用、诊疗方案应用于临床的过程。体会创新思维、积极努力、克服困难、勤于思索、坚持不懈对科学研究工作的重要意义。

与专业内容的融合点

川崎病的发现和临床治疗经历了很长的时间。川崎富作秉持创新思维、勤于思索、坚持不懈的科学精神，成功地发现了疾病，探索到治疗疾病的方法。因此，此素材可以引发学生思考，培养学生创新、勤恳、坚持和无私的科学精神。

教学方法

此素材以讲授和讨论为主要教学形式，讲授素材前，学生已经学习了川崎病流行病学特点、病因及发病机制，讲师可运用提问的形式唤起学生的回忆。在川崎病被发现后，发病率逐年增高，目前发病机制尚未完全明确。川崎病是儿科医生必须牢记于心，实践时心中永远为其留个位置的疾病，发热 5 天及以上必须想到川崎病。川崎病最让人担心的是其心脏并发症，现代医学不断在进步，治疗方法也在不断地优化，期待着可以完全了解川崎病发病机制和治愈川崎病的那一天。

参考资料

· 《川崎病冠状动脉病变的临床处理建议》（作者：中华医学会儿科学分会心血管学组）

（施晓容）

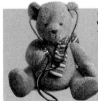

孩子"烧"个不停的元凶，原来是它
《儿科学》第七章第八节
"川崎病"教学中的思政设计

素材故事

孩子"烧"个不停的元凶，原来是它

一、病例概述

一名5岁男性患儿，因反复发热5天来我院就诊，在外院予口服阿莫西林治疗1天，身上出现红色皮疹，持续发热，转诊至当地医院，查白细胞、CRP明显升高，予输注消炎药2天，依然持续高热，并出现红眼和双手肿胀。

二、诊疗经过

第1天：患儿为5岁男孩，下午幼儿园回来后妈妈发现他不爱动，脸红彤彤，给他测了体温为39℃，妈妈觉得发热是小孩常见问题，自予美林（布洛芬混悬液）退热。

第2天：孩子依然发热，早上体温测为40℃，于是妈妈带患儿到诊所去看病。医生给孩子开了阿莫西林、奥司他韦，吃药1天后，小孩身上出现红色皮疹，依然没有退热。

第3天：妈妈觉得小孩情况没好转，有点担心，就带孩子去当地医院看病，医生给孩子查血，发现白细胞、CRP明显升高，考虑细菌感染，使用消炎药输液治疗等。

第 5 天：小孩在医院输液治疗 2 天后仍反复高热，并出现红眼和双手肿胀，妈妈觉得孩子情况越来越不好，就转诊到上级医院，医生看后诊断为"川崎病"。

经过丙种球蛋白和阿司匹林治疗后，小孩体温正常，皮疹、红眼、双手肿胀都消失，最后带药出院。

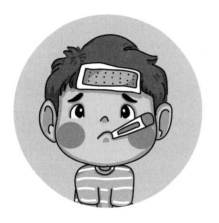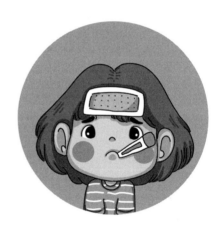

思考题

（1）反复发热的原因和发生机制有哪些？

（2）有哪些疾病会导致发热？

（3）为什么患者在消炎药治疗后仍然反复发热？最有可能的诊断是什么？

本素材思政目标及解读

通过思政教育培养学生的科学素养及人文素质，体会创新思维、注意积累、勤于思索、坚持不懈的重要意义。

本素材主要介绍了川崎病患儿的诊疗过程，旨在培养学生思考和探索能力及把理论知识应用于临床，能根据实际情况，具体分析和处理问题的能力。

结合思考题：①当我们医生遇见治疗效果差的情况，应该如何转变临床思路？②对于病情进展的患儿，如何对患儿家属进行告知？③我们应如何把理论知识运用于实践中？

与专业内容的融合点

通过素材故事激发学生的学习兴趣，增加其对理论知识的理解，对临床疾病的认识，同时有助于学生动脑能力的提高与独立思考能力的培养以及学生对专业内容的理解。其与专业内容的融合点主要表现在以下方面。

（1）川崎病的临床表现。

（2）川崎病的诊断标准和鉴别诊断。

（3）川崎病的治疗。

本素材故事联系实际与临床，引导学生热爱生命，珍惜生命，关爱健康，若想具有精湛的临床医学技能，首先要具备扎实的基础理论知识。

教学方法

此素材以讲授和讨论为主要教学形式，讲授素材前，讲师可运用提问的形式启发学生对于川崎病临床表现的思考。在课程一开始让学生通过案例加强川崎病的学习，并结合开放性思考题在帮助学生理解记忆专业内容的同时，进一步加强思政教育，培养学生独立思考、努力探索的能力。

（陈丽婷）

远去的"人血馒头"
《儿科学》第八章第三节
"结核病"教学中的思政设计

素材故事

经典作品《药》*

秋天的后半夜，月亮下去了，太阳还没有出，只剩下一片乌蓝的天。除了夜游的东西，什么都睡着了。华老栓忽然坐起身，擦着火柴，点上遍身油腻的灯盏，茶馆的两间屋子里，便弥满了青白的光。

"小栓的爹，你就去么？"是一个老女人的声音。里边的小屋子里，也发出一阵咳嗽。

"唔。"老栓一面听，一面应，一面扣上衣服，伸手过去说，"你给我罢。"

华大妈在枕头底下掏了半天，掏出一包洋钱，交给老栓，老栓接了，抖抖地装入衣袋，又在外面按了两下，便点上灯笼，吹熄灯盏，走向里屋子去了。那屋子里面，正在窸窸窣窣地响，接着便是一通咳嗽。老栓候他平静下去，才低低地叫道："小栓……你不要起来。店么？你娘会安排的。"

老栓听得儿子不再说话，料他安心睡了，便出了门，走到街上。街上黑沉沉的、

---

* 本文为鲁迅先生所著的《药》。为适应读者的阅读习惯，笔者对文章中的个别字词有所调整。

一无所有，只有一条灰白的路，看得分明。灯光照着他的两脚，一前一后地走。有时也遇到几只狗，可是一只也没有叫。天气比屋子里冷多了，老栓倒觉爽快，仿佛一旦变了少年，得了神通，有给人生命的本领似的，跨步格外高远。而且路也愈走愈分明，天也愈走愈亮了。

老栓正在专心走路，忽然吃了一惊，远远里看见一条"丁"字街，明明白白横着。他便退了几步，寻到一家关着门的铺子，蹩进檐下，靠门立住了。好一会儿，身上觉得有些发冷。

"哼，老头子。"

"倒高兴……"

老栓又吃一惊，睁眼看时，几个人从他面前过去了。一个还回头看他，样子不甚分明，但很像久饿的人见了食物一般，眼里闪出一种攫取的光。老栓看看灯笼，已经熄了。按一按衣袋，硬硬的还在。他仰起头两面一望，只见许多古怪的人，三三两两，鬼似的在那里徘徊，定睛再看，却也看不出什么别的奇怪。没有多久，又见几个兵在那边走动，衣服前后的一个大白圆圈，远地里也看得清楚，走过面前的，还能看出号衣上暗红的镶边。一阵脚步声响，一眨眼，已经拥过了一大簇人。那三三两两的人，也忽然合作一堆，潮一般向前进，将到"丁"字街口，便突然立住，簇成一个半圆。

老栓也向那边看，却只见一堆人的后背。他们的颈项都伸得很长，仿佛许多鸭，被无形的手捏住了，向上提着。静了一会，似乎有点声音，便又动摇起来，"轰"的一声，都向后退，一直散到老栓立着的地方，几乎将他挤倒了。

"喂！一手交钱，一手交货！"一个浑身黑色的人，站在老栓面前，眼光正像两把刀，刺得老栓缩小了一半。那人一只大手向他摊着，另一只手却撮着一个鲜红的馒头，那红的还是一点一点地往下滴。

老栓慌忙摸出洋钱，抖抖地想交给他，却又不敢去接他的东西。那人便焦急起来，嚷道："怕什么？怎的不拿！"老栓还踌躇着，"黑的人"便抢过灯笼，一把扯下纸罩，裹了馒头，塞与老栓，一手抓过洋钱，捏一捏，转身去了。嘴里哼着说："这老东西……"

"这给谁治病的呀？"老栓也似乎听得有人问他，但他并不答应。他的精神，现在只在这个包上，他仿佛抱着一个十世单传的婴儿，别的事情，都已置之度外了。他现在要将这包里的新的生命，移植到他家里，收获许多幸福。太阳也出来了，在他面前，显出一条大道，直到他家中，后面也照见"丁"字街头破匾上"古□亭口"这四个黯淡的金字。

老栓走到家，店面早经收拾干净，一排一排的茶桌，滑溜溜地发光。但是没有客人，只有小栓坐在里排的桌前吃饭，大粒的汗从额上滚下，夹袄也贴住了脊心，两块肩胛骨高高凸出，印成一个阳文的"八"字。老栓见这样子，不免皱一皱展开的眉心。他的女人，从灶下急急走出，睁着眼睛，嘴唇有些发抖。

"得了么？"

"得了。"

两个人一齐走进灶下，商量了一会，华大妈便出去了，不多时，拿着一片老荷叶回来，摊在桌上。老栓也打开灯笼罩，用荷叶重新包了那红的馒头。小栓也吃完饭了，他的母亲慌忙说："小栓，你坐着，不要到这里来。"她整顿了灶火，老栓便把一个碧绿的包，一个红红白白的破灯笼，一同塞在灶里。一阵红黑的火焰过去时，店屋里散满了一种奇怪的香味。

"好香！你们吃什么点心呀？"这是驼背五少爷到了。这人每天总在茶馆里，来得最早，去得最迟，此时恰恰蹩到临街的壁角的桌边，便坐下问话，然而没有人答应他。"炒米粥么？"仍然没有人应。老栓匆匆走出，给他泡上茶。

"小栓进来罢！"华大妈叫小栓进了里面的屋子，中间放好一条凳，小栓坐了。他的母亲端过一碟乌黑的圆东西，轻轻说："吃下去罢，病便好了。"

小栓撮起这黑东西，看了一会儿，似乎拿着自己的性命一般，心里说不出的奇怪。十分小心地拗开了，焦皮里面窜出一道白气，白气散了，是两半个白面的馒头。不多工夫，馒头已经全在肚里了，却全忘了什么味，面前只剩下一张空盘。他的旁边，一面立着他的父亲，一面立着他的母亲，两人的眼光，都仿佛要在他身上注进什么又要取出什么似的。他便禁不住心跳起来，按着胸膛，又是一阵咳嗽。

"睡一会儿罢，便好了。"

小栓依他母亲的话，咳着睡了。华大妈候他喘气平静，才轻轻地给他盖上了满幅补丁的夹被。

店里坐着许多人，老栓也忙了，提着大铜壶，一趟一趟地给客人冲茶，两个眼眶，都围着一圈黑线。

"老栓，你有些不舒服么？你生病么？"一个花白胡子的人说。

"没有。"

"没有？我想笑嘻嘻的，原也不像……"花白胡子便取消了自己的话。

"老栓只是忙。要是他的儿子……"驼背五少爷话还未完，突然闯进了一个满脸横肉的人，披一件玄色布衫，散着纽扣，用很宽的玄色腰带，胡乱捆在腰间。刚进门，便对老栓嚷道："吃了么？好了么？老栓，就是运气了你！你运气，要不是我信息灵……"

老栓一手提了茶壶，一手恭恭敬敬地垂着，笑嘻嘻地听。满座的人，也都恭恭敬敬地听。华大妈也黑着眼眶，笑嘻嘻地送出茶碗茶叶来，加上一个橄榄，老栓便去冲了水。

"这是包好！这是与众不同的。你想，趁热的拿来，趁热的吃下。"满脸横肉的人只是嚷。

"真的呢，要没有康大叔照顾，怎么会这样……"华大妈也很感激地谢他。

"包好，包好！这样地趁热吃下。这样的人血馒头，什么痨病都包好！"

华大妈听到"痨病"这两个字，变了一点脸色，似乎有些不高兴；但又立刻堆上笑，搭讪着走开了。这康大叔却没有觉察，仍然提高了喉咙只是嚷，嚷得里面睡着的小栓也合伙咳嗽起来。

"原来你家小栓碰到了这样的好运气了。这病自然一定全好，怪不得老栓整天地笑着呢！"花白胡子一面说，一面走到康大叔面前，低声下气地问道，"康大叔，听说今天结果的一个犯人，便是夏家的孩子，那是谁的孩子？究竟是什么事？"

"谁的？不就是夏四奶奶的儿子么？那个小家伙！"康大叔见众人都耸起耳朵听他，便格外高兴，横肉块块饱绽，越发大声说："这小东西不要命，不要就是了。我这一回可是一点没有得到好处，连剥下来的衣服，都给管牢的红眼睛阿义拿去了。第一要算我们栓叔运气；第二是夏三爷赏了二十五两雪白的银子，独自落腰包，一文不花。"

小栓慢慢地从小屋子里走出，两手按了胸口，不住地咳嗽。他走到灶下，盛出一碗冷饭，泡上热水，坐下便吃。华大妈跟着他走，轻轻地问道："小栓，你好些么？你仍旧只是肚饿？"

"包好，包好！"康大叔瞥了小栓一眼，仍然回过脸，对众人说，"夏三爷真是乖角儿，要是他不先告官，连他满门抄斩。现在怎样？银子！——这小东西也真不成东西！关在牢里，还要劝牢头造反。"

"啊呀，那还了得。"坐在后排的一个二十多岁的人，表现出气愤模样。

"你要晓得红眼睛阿义是去盘盘底细的，他却和他攀谈了。他说，这大清的天下是我们大家的。你想，这是人话么？红眼睛原知道他家里只有一个老娘，可是没有料到他竟会这么穷，榨不出一点油水，已经气破肚皮了。他还要老虎头上搔痒，便给他两个嘴巴！"

"义哥是一手好拳棒,这两下,一定够他受用了。"壁角的驼背忽然高兴起来。

"他这贱骨头打不怕，还要说可怜可怜哩……"

花白胡子的人说："打了这种东西，有什么可怜呢？"

康大叔显出看他不上的样子，冷笑着说："你没有听清我的话。看他神气，是说阿义可怜哩！"

听着的人的眼光，忽然有些板滞，话也停顿了。小栓已经吃完饭，吃得满头流汗，头上都冒出蒸气来。

"阿义可怜——疯话，简直是发了疯了。"花白胡子恍然大悟似的说。

"发了疯了。"二十多岁的人也恍然大悟地说。

店里的坐客，便又现出活气，谈笑起来。小栓也趁着热闹，拼命咳嗽。康大叔走上前，拍他肩膀说："包好！小栓——你不要这么咳。包好！"

"疯了。"驼背五少爷点着头说。

西关外靠着城根的地面，本是一块官地。中间歪歪斜斜一条细路，是贪走便道的人，用鞋底造成的，但却成了自然的界限。路的左边，都埋着死刑和瘐毙的人，右边是穷人的丛冢。两面都已埋到层层叠叠，宛然阔人家里祝寿时的馒头。

这一年的清明，分外寒冷。杨柳才吐出半粒米大的新芽。天明未久，华大妈已在右边的一座新坟前面，排出四碟菜，一碗饭，哭了一场。化过纸，她呆呆地坐在地上，仿佛等候什么似的，但自己也说不出等候什么。微风起来，吹动她的短发，确乎比去年白得多了。

小路上又来了一个女人，也是半白头发，褴褛的衣裙，提一个破旧的朱漆圆篮，外挂一串纸锭，三步一歇地走。忽然见华大妈坐在地上看她，便有些踌躇，惨白的脸上，现出些羞愧的颜色，但终于硬着头皮，走到左边的一座坟前，放下了篮子。

那坟与小栓的坟，一字儿排着，中间只隔一条小路。华大妈看她排好四碟菜，一碗饭，立着哭了一通，化过纸锭，心里暗暗地想："这坟里的也是儿子了。"那老女人徘徊观望了一回，忽然手脚有些发抖，跄跄踉踉退下几步，瞪着眼只是发怔。

华大妈见这样子，生怕他伤心到快要发狂了，便忍不住立起身，跨过小路，低声对她说："你这位老奶奶不要伤心了，我们还是回去罢。"

那人点一点头，眼睛仍然向上瞪着，也低声"吃吃"地说道，"你看，这是什么呢？"

华大妈跟了他指头看去，眼光便到了前面的坟，这坟上草根还没有全合，露出一块一块的黄土，煞是难看。再往上仔细看时，却不觉也吃一惊——分明有一圈红白的花，围着那尖圆的坟顶。

她们的眼睛都已老花多年了，但望这红白的花，却还能明白看见。花也不很多，圆圆地排成一个圈，不很精神，倒也整齐。华大妈忙看她儿子和别人的坟，却只有不怕冷的几点青白小花，零星开着，便觉得心里忽然感到一种不足和空虚，不愿意根究。那老女人又走近几步，细看了一遍，自言自语地说："这没有根，不像自己开的。这地方有谁来呢？孩子不会来玩，亲戚本家早不来了。这是怎么一回事呢？"她想了又想，忽又流下泪来，大声说道："瑜儿，他们都冤枉了你，你还是忘不了，伤心不过，今天特意显点灵，要我知道么？"她四面一看，只见一只乌鸦，站在一株没有叶的树上，便接着说："我知道了。瑜儿，可怜他们坑了你，他们将来总有报应，天都知道，你闭了眼睛就是了。你如果真在这里，听到我的话，便教这乌鸦飞上你的坟顶，给我看罢。"

微风早已经停息了，枯草支支直立，有如铜丝。一丝发抖的声音，在空气中愈颤愈细，细到没有，周围便都是死一般静。两人站在枯草丛里，仰面看那乌鸦；那乌鸦也在笔直的树枝间，缩着头，铁铸一般站着。

许多的工夫过去了，上坟的人渐渐增多，几个老的小的，在土坟间出没。

华大妈不知怎的，似乎卸下了一挑重担，便想到要走，一面劝着说，"我们还是回去罢。"

那老女人叹一口气，无精打采地收起饭菜；又迟疑了一刻，终于慢慢地走了。嘴里自言自语地说："这是怎么一回事呢……"

他们走不上二三十步远，忽听得背后"哑——"的一声大叫；两个人都悚然地回过头，只见那乌鸦张开两翅，一挫身，直向着远处的天空，箭也似的飞去了。

我国结核病防治主要成就回眸及亟待解决的问题建议（摘要）

结核病是我国重点控制的重大传染病之一，我国政府历来重视结核病防治工作，结核病防治取得了显著成效，防治工作不断深入。近年来先后出台《"健康中国 2030"规划纲要》《健康中国行动（2019~2030 年）》和《遏制结核病行动计划（2019~2022 年）》等文件，明确提出进一步加强结核病防治，降低结核病发病率和死亡率。然而，流动人口、耐药及结核分枝杆菌/艾滋病病毒双重感染是结核病防治的三大难题，加之糖尿病等慢性病患者逐年增多、人口老龄化程度逐步加重等新问题的出现，使得我国结核病发病率下降缓慢，防控工作面临诸多挑战。要实现世界卫生组织制定的"终结全球结核病流行"的目标〔即到 2035 年，各国在 2015 年的基础上，结核病发病率下降 90%（< 10/10 万），结核病死亡率下降 95%，由结核病引起的灾难性支出降为零〕，需要多部门联合，进一步完善结核病防治体系，采取综合的结核病防治措施，加大结核病防治和科研创新投入。笔者在回顾和总结全国结核病防治工作主要进展和成效的同时，

系统梳理了当前我国结核病防控存在的问题和挑战，提出了我国下一步结核病防治工作的对策和建议。

一、我国结核病防治的主要进展与成就

近年来，我国的结核病防治工作在党和政府的领导下，在全国结核病防治人员的共同努力下，取得了显著成就。2010 年全国第五次结核病流行病学抽样调查结果显示，我国结核病疫情较 1990 年显著下降，其中，活动性肺结核患病率下降了 36.0%，涂阳肺结核患病率下降了 64.7%。结核病疫情的下降得益于各项结核病保障和防治措施的不断提高和完善，具体表现在以下方面。

（1）结核病防治经费逐年增长。自 2015 年开始，结核病患者治疗管理纳入了国家基本公共卫生服务项目，由基层医疗卫生机构为结核病居家治疗患者提供随访管理。

（2）结核病法制化建设不断加强。自 1991 年，原卫生部颁发了我国第一部《结核病防治管理办法》。至 2020 年，国家卫生健康委员会等发布《中国结核病预防控制工作技术规范（2020 年版）》，进一步规范并指导各级各类结核病防治工作。

（3）结核病防治策略不断完善。随着全球结核病控制策略的迭代更替，我国也适时总结完善了具有中国特色的结核病控制策略。

（4）结核病监测体系日益完善。从 20 世纪 50 年代起，我国结核病监测先后经历了手工汇总报表、电子个案报表到基于互联网的个案报告等几个时期。正在探索中的、能与区域卫生平台和医院信息系统互联互通的、基于患者档案式管理的新型结核病信息监测系统，可以为全国健康保障信息化工程中的疾病预防控制信息系统建设奠定基础。

（5）创新发展结核病防治技术和手段。在诊断方面，有基于人工智能的自动化显微镜检测和数字化胸片诊断系统，有自主研发的结核病免疫学和分子生物学诊断技术，开发基于扩增技术的基因突变检测技术。在结核病治疗方面，我国主要关注抗结核药品之间的相互作用，积极研发中药以提高机体免疫力从而发挥抗结核作用，并积极探索耐药患者治疗方案的研究等。在疫苗研究方面，我国也进行了长期的探索，目前在全球注册的 14 个结核病疫苗研究中，我国自主研发的 2 种疫苗位列其中，分别处于临床 I 期和 III 期阶段。

尽管过去几十年，我国结核病防治工作取得显著成效，但是，在现阶段我国结核病防治工作依旧面临着诸多问题与挑战，面对未来，有以下的防治措施和对策建议。

二、结核病防治措施和对策建议

（1）完善结核病防治服务体系，健全各级各类结核病防治机构分工协作的工作机制，加强能力建设，提高"防、诊、治、管、教"的综合服务能力。加强信息化建设，充分利用"互联网＋结核病防治"等信息化手段，探索建立区域性结核病防治综合指导和示范中心。

（2）实行结核病免费诊断和治疗，将用于结核病治疗的全部抗结核药品纳入国家医保甲类目录管理，实行"医保先行、财政兜底"的结核病免费诊断和治疗。

（3）对于传染期患者实行隔离治疗，实行全程管理和落实全流程中的患者关怀措施。

（4）实施结核病防治人才发展和学科建设工程。

（5）设立结核病重大研究计划，发挥科技在结核病防治中的支撑作用。

（6）联合多部门阻断人、畜、禽之间的传播。

（7）开展结核病防治工作的综合质量控制。

总之，继续坚持以人民健康为中心，坚持科学防治、依法防治和创新发展，大力倡导个人是健康第一责任人，充分发挥社会主义制度优势，践行和落实"健康入万策"的战略方针，全社会动员、多部门联合，共同努力，采取切实可行的创新手段防治结核病。加大科技创新力度，积极推广适宜技术的临床应用，朝着早日实现 2035 年"终结结核病流行"的目标迈进。

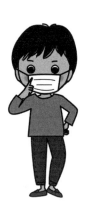

▍本素材思政目标及解读

通过鲁迅先生的小说《药》，指出在半殖民地半封建时期的中国，人们从身体到心理均处于有严重"疾病"的状态。

通过世界卫生组织的真实数据和中国防痨协会的工作报告，反映出 1949 年至今，我国把人民群众的身心健康放在首位，为结核病的防治工作保驾护航，取得了举世瞩目的成绩，坚定了我们的道路自信，也对年轻学子的未来之路提出了殷切希望。

其与专业内容的融合点主要表现在：结核病的防控是一项系统工程，医务人员是其中重要的一环。

▍教学方法

将素材故事的主要内容（中心意思）全部整合入课前视频——结核病的概

述中。

将以下补充内容以"课后拓展读物 + 课后思考题"形式呈现。

补充内容："结核病概述"讲稿

这节课我们将学习第八章第三节——"结核病"。

我先来给大家介绍一下结核病的概况。大家最先在哪里听过结核病这个词汇呢？有同学可能之前听家里人、亲朋好友或是邻里说过，即便都没听说，大家也应该会记得高中课堂上曾读过的鲁迅先生的小说《药》吧？人们把"人血馒头"当做"药"，治的是什么病呢？痨病，也就是我们现在所说的结核病。作品是通过对茶馆主人华老栓夫妇为儿子小栓买"人血馒头"治病的故事，揭露了封建统治阶级镇压革命、愚弄人民的罪行，颂扬了革命者夏瑜英勇不屈的革命精神，惋惜地指出了辛亥革命未能贴近群众的局限性。"人血馒头"救不了痨病，救不了中国的劳苦大众的痛苦。今天，我们换个视角来看这个问题，这个故事说明了在 1949 年前中国，结核病是常见病、多发病，而且是中西医均束手无策的疾病，因此人们才会寄希望于荒诞的"人血馒头"。"人血馒头"已经远去，结核病却还在我们身边。

结核病危害人类健康，曾是历史上患病率及死亡率最高的疾病之一。但随着科学技术的进步和发展，医学界不断发现了有效对抗结核病的药物。20 世纪 50 年代以来，结核病的流行在一定程度上得到了控制，很显然，是这些有效的抗结核药而不是人血馒头的功效。

由于不少国家忽视结核病，减少对其的财政投入，加上人口增长、流动人口增加、耐药病菌出现及结核杆菌合并艾滋病病毒感染等不利因素，使结核病流行有所回升，2021年世界卫生组织的资料显示，结核感染在全世界仍然形势严峻。在1997年的世界卫生组织调查中，我国属于第二层级，每十万人中有100~249人发病。

面对结核病新的挑战，2001年，世界卫生组织提出了有效控制结核病的框架，把医务人员直视观察下的"短程督导化疗（DOTS）"扩展为现代结核病控制策略。世界各国也在依据国情应对结核病防治提出的新方案。3月24日被定为世界防治结核病日。

经过全世界的努力，结核病在一定程度上被遏制。在2013年世界卫生组织的资料中，我们国家结核病的患病率已下降到属于第四层级的国家，每十万人中有50~124人患病，而在1997年的数据中，我们还是第二层级的国家。我国结核病的患病率明显下降。而我们的邻国，同样作为人口大国、发展中国家、结核病大国的印度，患病率仍然处于每十万人有125~249人的层级，丝毫没有进步。这说明一方面我们的国家始终把人民健康置于首位，历来重视结核病的防治工作，另一方面一代又一代的医护与疾控人为控制结核感染付出良多。大家看看素材故事里的"我国结核病防治主要成就回眸及亟待解决的问题与建议摘要"，这是中国防痨协会年度的重点文章。中国防痨协会和中华医学会一样属于一级学会，可见防痨这件事在我国属于大事，牵涉的都是国家的大政方针。当然，前辈们努力付出，已经为我们开创了良好的局面，我辈仍然需要为人民群众的健康而努力。为此，我们要好好了解结核病。

结核杆菌属于放线菌目分枝杆菌科分枝杆菌属，是需氧的革兰氏阳性菌，抗酸染色阳性是其特征。其分类繁殖速度缓慢，在固体培养基上需要 4~6 周才能形成菌落。结核杆菌有四型，但是导致人类疾病的只有人型和牛型，主要是人型……（此处内容讲师可与专业知识有机融合）

参考资料

参考文献

［1］徐彩红，周向梅，范伟兴，等 . 我国结核病防治主要成就回眸及亟待解决的问题与建议［J］. 中国防痨杂志 . 2020，42（12）：1263-1267.

其他参考资料

· 《药》（作者：鲁迅）

（陈素清）

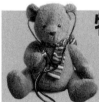

特鲁多医生和他的墓志铭
《儿科学》第八章第三节
"结核病"教学中的思政设计

素材故事

特鲁多医生和他的墓志铭

一、特鲁多先生的墓志铭

在美国纽约东北部的撒拉纳克湖畔,静卧着一座不起眼的坟墓。近百年来,世界各地一批又一批的医生怀着朝圣之心来到这里,拜谒一位长眠于此的医学同行——爱德华·特鲁多医生(Edward Livingston Trudeau,1848—1915),在此寻找医学人文的踪迹,重温镌刻在他墓碑上的一则墓志铭。这则墓志铭译成中文后显得简洁而富有哲理:有时,去治愈;常常,去帮助;总是,去安慰。这是特鲁多医生的行医格言,是他一生的职业总结。这是他在面对一个客观现实时的坦率表述,也是直面病患求助而受困于医学局限性时的心灵拷问。其间蕴含了医者的一份复杂情感,体现了"大医"超越世俗的理性谦卑和崇高境界。简短3句话,看似满含无奈,却格外温情与柔软,从另一个角度对医学进行了诠释,展示了医学的真实面貌,表达了医学对生命的敬畏和对人性的尊重。

希波克拉底说:哪里有医学之爱,哪里就有人类之爱。这爱,不是抽象的,而是触手可及的、生动的、可感的。有时、常常、总是,像3个阶梯,一级级向上,一步步升华出3种为医的境界，其核心是对生命价值的珍爱和对人格尊严的呵护。医生，面对病患，除了重视其生物属性外，更要重视其社会属性和情感属性，用"生物—心理—社会"的新医学模式去开展"人本位医疗"，俯下身子去聆听患者的心声，感受其心灵的温度和脉搏的咏叹。理性和关怀，是医学最重要的支撑，缺少了任何一个，医学都无法"飞翔"。

特鲁多曾经说过："医学关注的是在病痛中挣扎、最需要精神关怀和诊疗的人，医疗技术自身的功能是有限的，需要用沟通中体现的人文关怀去弥补。"医术固然重要，但许多时候却很有限，医疗之外，帮助与安慰病人应该成为医学的重要组成部分，这是每个医生都能做的事，完全可以当作衡量好医生的道德标准。在积极治疗的同时，与病人做心与心的沟通，给病人以帮助、鼓励和安慰，应该成为医生的日常行为，其意义远远超过药物及手术治疗。技术之外，医生应该用散发着暖暖体温的双手去安抚病人，用蕴满真爱的温情去关爱患者。安慰，是一剂精神的良药；安慰，是一种人性的传递；安慰，是一份医者的责任。作为医生，我们不可能治愈每一个病人，有时甚至无法向患者提供任何医疗上的救助。但是，作为医生，我们可以时时去帮助我们的病人，在治疗、帮助的过程中，可以更多地去安慰他们，使他们病痛的心灵得到慰藉。

有时，去治愈；常常，去帮助；总是，去安慰——短短3句话，对于医学和医生来说，是如此沉重，又如此充满责任，如此充满人情味。医生，除了是一份职业外，更是一项使命，一种人性光芒的传递。特鲁多医生的墓志铭，强调的正是医学的这一内涵。近些年来，这则墓志铭流传甚广，值得所有把医学当作使命并立志传递人性光芒的医生去诵读，去领会，去感悟，去继承，去践行。

二、特鲁多先生的生平

特鲁多出生于纽约市的一个医药世家，20 岁进入哥伦比亚大学医学院。当他还是个医学生的时候，就被确诊患了肺结核。当时，肺结核尚无有效的治疗手段，属于不治之症。1873 年，25 岁的特鲁多满含无奈与悲戚，只身来到荒凉的撒拉纳克湖畔，远离城市的喧嚣，静静地回忆自己短暂的生命历程，等待着死神的到来。可是，年轻的生命只有少得可怜的人生阅历，又有多少往事可以回味？静默得难以忍受时，他便会和大自然来一次亲密接触。于是，他或漫步在撒拉纳克湖边，或进入阿迪朗代克山区打猎。时光，就这样在不经意间，被一天天消磨掉。一段日子过后，他惊奇地发现自己不但没有死掉，身体反而在日益好转，体力也有了很好的恢复。健康状况的好转，心情的愉悦，又激发了他的学习兴趣。很快，他就顺利完成了自己的学业，并一步步获得了博士学位。就这样，特鲁多开始了自己在城里的行医生涯。奇怪的是，每当他在城里住得久了，结核病就会复发。一旦回到撒拉纳克湖畔生活一段时间，他又会恢复体力和心情。

1882 年，特鲁多干脆举家迁居到了撒拉纳克湖畔，并用朋友捐赠的资金，创建了美国第一家专门的结核病疗养院——阿迪朗代克村舍疗养院，通过在空气新鲜的自然环境里的静养、细致周到的照料以及辅助药物来治疗结核病。随后，他建立了美国第一个肺结核研究实验室，并成为美国第一个分离出结核杆菌的人。他走在了美国结核病治疗和研究领域的前沿，成为知名结核病学专家。他对病人生理和心理上的许多人性化的照料方法，至今仍被沿用着。1915 年，特鲁多最终因结核病不治而去世。他被葬在撒拉纳克湖畔，墓碑上刻着的这则墓志铭，就是他行医生涯的座右铭。

三、对特鲁多先生的纪念

2008 年 5 月 12 日，为纪念这位受人尊敬的医生，美国邮政部门为特鲁多发行了一枚面值为 0.76 美元的邮票，图案为特鲁多头像。这枚邮票虽票幅不大，却很有个性，人物头像上的一根根雕刻线条力透纸背，充满了张力，令人在欣赏邮票时，不由得对这位美国医生充满了敬意。

本素材思政目标及解读

特鲁多医师的名言概括了医学救死扶伤的职责，成为医生们所遵从的行医道德准则，表达了一个道德高尚的医生对待病人的心态，以及一种集理性的谦卑、职业的操守和医学人文为一体的朴素境界。让医学生深刻体会这是一种人性光芒的传递，是医学真谛的表达，是医生职业生涯的闪光点，也是最能感动人们心灵的地方。

教学方法

将素材以"课后拓展读物 + 课后思考题"形式呈现。

补充内容："结核病预防和治疗"讲稿

同学们，在本章节中我们学习了结核病的治疗与预防。关于结核病的治疗，特别是其中的一般治疗的价值与意义，老师有一个特别好的故事，想介绍给同学们，那就是"特鲁多医生和他的墓志铭"。同学们可以在看完后写写感想，感想可以和结核病的治疗、特鲁多医生的墓志铭有关，字数在 300 字以上即可，上不封顶。

（陈素清）

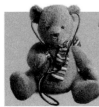

情系"红丝带"
《儿科学》第八章第一节
"感染性疾病"教学中的思政设计

素材故事

2021年12月1日是第34个"世界艾滋病日",我国宣传活动主题为"生命至上 终结艾滋 健康平等",强调坚持人民至上、生命至上,共建

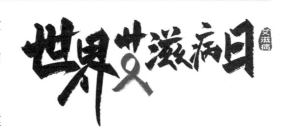

共治共享,携手应对包括艾滋病在内的疾病流行带来的风险与挑战,为实现防治目标,终结艾滋病,终结疾病大流行而努力。

艾滋病是威胁人类健康的严重公共卫生问题之一,目前中国的艾滋病流行形势依然严峻,性传播已成为主要传播途径,女性感染者比例增加,艾滋病母婴传播的危险因素增加。母婴垂直传播是目前儿童感染HIV(人类免疫缺陷病毒,也称艾滋病病毒)的主要方式,因此预防艾滋病母婴传播是防治儿童艾滋病感染的主要手段。30多年来,国务院及有关部委、地方政府及相关部门,适时出台了一系列艾滋病防治政策、法规及指导性文件,建立了政府组织领导、部门各负其责、全社会共同参与的艾滋病防治工作机制,组成了政府主管部门、专业防治机构、社会组织和志愿者相结合的防治力量,借鉴国际成功经验,探索发展了适合国情的有效防治策略措施,牢牢把握住了防治工作主动权。2011年至今，国务院采取全面防治策略，实施了"五扩大六加强"防治措施，制订了"十二五"行动计划，实现临床用血 HIV 核酸检测和预防艾滋病母婴传播全覆盖，设立社会组织参与艾滋病防治基金，支持社会力量广泛参与，印发了"十三五"行动计划，明确了"3 个 90%"防治目标。

在国家卫生健康委员会办公厅关于印发《预防艾滋病、梅毒和乙肝母婴传播工作规范》（2020 年版）文件中，艾滋病母婴传播预防主要包括孕产妇艾滋病检测、孕产妇抗病毒治疗、安全助产服务、艾滋病感染孕产妇所生儿童的母婴传播风险评估、儿童抗病毒治疗、婴儿喂养咨询与指导、儿童艾滋病感染状况监测和随访。国内目前对感染 HIV 孕妇，由当地承担艾滋病抗病毒治疗任务的医院提供健康咨询、产前指导和分娩服务，及时免费提供母婴阻断药物和婴儿检测试剂。对初次接受孕产期保健的孕产妇，应当首先进行 HIV 抗体筛查试验。对于孕期发现艾滋病感染孕产妇，应当立即给予抗病毒治疗。对所有的艾滋病感染孕产妇及所生儿童进行母婴传播风险评估，以确定儿童预防治疗方案，有暴露风险的儿童均应在出生后 6 小时内尽早开始服用抗病毒药物。

2018 年，中国孕产妇艾滋病、梅毒和乙型肝炎检测率均达 99% 以上。自 2005 年到 2019 年，HIV 感染孕产妇抗病毒用药比例从 64.6% 提高到了 93.0%，HIV 感染孕产妇所分娩儿童抗病毒用药比例从 77.2% 提高到了 97.7%，HIV 母婴传播率从开展预防母婴传播工作前的 34.8% 下降至 4.5%，我国艾滋病母婴传播率处于历史最低水平。目前，约 82% 的艾滋病病毒感染的孕妇可获得抗逆转录病毒药物治疗，较 2010 年实现了超过 90% 的增长。由此，新增儿童艾滋病病毒感染人数减少了 41%，博茨瓦纳（85%）、卢旺达（83%）、马拉维（76%）、纳米比亚（71%）、津巴布韦（69%）和乌干达（65%）等多国的儿童艾滋病病毒感染人数自 2010 年以来也均有大幅下降。不过，全球仍有 16 万儿童新感染艾滋病病毒，距离在 2018 年将儿童艾滋病新发感染减少至不到 4 万例的全球目标差距很大。改善艾滋病儿童治疗的可及性还需更多努力。2018 年，全球估计有 94 万名感染儿童（0~14 岁）正在接受抗逆转录病毒治疗，这几乎是 2010 年人数的 2 倍。然而，这一数字仍远低于 2018 年的目标人数——160 万。

随着艾滋病在世界范围内的流行和蔓延，儿童的生存、发展等各方面都受到严重威胁。伴随着社会的发展、医学的进步，这已经引起了各个领域的高度重视，政府卫生主管部门、各专科医疗机构及民间"防艾组织"已经共同致力于艾滋病的防控。2000 年，卫生部加大社会宣传力度，聘请著名表演艺术家濮存昕为预防艾滋病宣传员，深入学校、社区宣传，多层次、多时点、全方位开展艾滋病防治宣传，大众和重点人群的艾滋病防治知识知晓率显著提高。

思考题

（1）如果你是一名儿科医生，接诊了一名艾滋病儿童，你可能会遇到哪些问题，你会如何与家属沟通病情？

（2）作为一名医学生，你可以为艾滋病儿童做些什么？

本素材思政目标及解读

通过讲述 30 多年来全社会抗击艾滋病的成就、艾滋病母婴阻断的工作规范以及艾滋病儿童的现状，培养学生的同理心、社会责任意识，树立职业道德素养和儿科情怀。艾滋病是一个重要的社会问题，作为社会一员，尤其是一名医学生，"抗艾"是重要的使命与责任，要做到心系"红丝带"。人类抗击艾滋病的漫长历程中，一直没有停止脚步，医学更是如此。医学生要向前辈学习，刻苦钻研，学不止步，创新无限。

与专业内容的融合点

通过对艾滋病母婴传播的介绍，使学生了解这些艾滋病儿童是如何感染艾滋病的。了解虽然目前没有对艾滋病完全有效的治疗方法，但在国家的政策支持及各级政府的有效干预下，我国大力宣传，消除歧视，形成了一个以家庭、学校、社区为支持系统的儿童艾滋病防治网络，动用全社会的力量，采取行之有效的防治措施，减少儿童艾滋病发生，降低死亡率。

教学方法

采用课后拓展阅读和课后讨论思考形式融入课程思政元素。主要知识点：预防母婴传播工作的成就、母婴阻断规范以及艾滋病儿童的现状；思考儿童艾滋病的预防应从哪些方面进行，医生在诊疗中面临相关伦理问题时应当如何解决。

参考资料

参考文献

［1］郑灵巧，陈清峰，沈洁.中国艾滋病防治政策与策略发展历程回溯［J］.中国艾滋病性病，2019，7：657-661.

其他参考资料

《国家卫生健康委办公厅关于印发预防艾滋病、梅毒和乙肝母婴传播工作规范（2020年版）的通知》

（陈森婧）

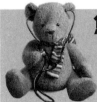

焦虑的家属和时间紧迫的救治
《儿科学》第九章第九节
"腹泻病"教学中的思政设计

▎素材故事

焦虑的家属——"名医我来当"活动

课堂教学活动中，让学生分组完成对一例腹泻患儿的病史询问、体格检查和辅助检查，由老师扮演焦虑的腹泻病患儿母亲，即SP（标准化病人）患儿家属。助教老师从情绪和思维上均模拟真实临床场景中的家属，让学生需要在采集病史过程中融入人文关怀来安抚家属紧张的情绪，才能顺利采集病史。体格检查和辅助检查由学生口述项目，老师提供结果，每完成一项，展示一项，每组用时3~4分钟。然后提问（以抢答题的形式开展）总结病例特点与诊断。

▎补充内容：助教老师扮演标准化病人家属剧本

患儿家长：医生，你看看我们家孩子，不对劲啊！他这几天不怎么哭了，一直拉肚子，粪便里都是黄黄的水。

医生：您好，您先别急。

患儿家长：怎么能不急，怎么能不急？孩子都没怎么吃东西，手脚还冰冰凉凉的，也不怎么哭……

医生：是的，是的，我明白了，您很着急，但是我需要了解一下孩子的病情，孩子怎么啦？

患儿家长：拉肚子，拉得很厉害，上午还会哭，下午都不怎么哭了。

医生：您的孩子多大了？

患儿家长：12 个月。

医生：拉肚子持续几天了？一天排便几次？排什么样的便？

患儿家长：3 天左右吧，前 2 天一天也就 3~4 次，蛋花汤样的，孩子爷爷讲是消化不良，我们家邻居推荐了中医，我们去看了，医生说是感冒后孩子消化不好，开了帮助消化的中药吃，但是孩子吃了中药后，吐了好几次，拉肚子也一直没好。昨晚开始到现在拉了快二十次了，越拉越稀。

医生：排的粪便里，有像鼻涕一样黏黏的东西吗？有像血一样的东西吗？

患儿家长：没有啊，前两天拉的大便糊糊的，里头像有不消化的东西一样一粒一粒的，今天，稀得只有黄色的水了，连渣渣都没有。

医生：孩子排便的时候，您能感觉到他很吃力吗？比如他有没有小脸憋得通红？有没有哭得特别厉害？

患儿家长：前两天没有，今天上午哭闹得厉害，也不知道是不是拉"便便"的时候啊，一直包着尿布片，屁股都很红了。

医生：像现在这样精神不好的状况，是从什么时候开始的？

患儿家长：就是从下午开始的，上午孩子还有点闹，下午好像不闹了，变得软绵绵的，不知道是不是拉得没东西可拉了。中午换的尿布片到现在 2~3 个钟头了吧，还是干的，早上啊，尿布片上都是黄色水，换一次很沉的。

医生：这几天孩子胃口怎么样？

患儿家长：吃得比平时少，特别是今天，给他喂奶，到现在只吸几口，水倒是喝了不少。

医生：这几天尿量和平时比怎么样？

患儿家长：前几天就比平时少，今天尿布片上都是黄黄的水迹，都分不清是大便还是小便。还有啊，医生，孩子肚子鼓鼓的。

医生：肚子鼓鼓的状况，从什么时候开始的？

患儿家长：早上孩子很吵，我摸着他肚子有点鼓，还涂了茶油，似乎情况好一点了，下午肚子却好像更鼓了。都是我没带好这孩子，让他受了这么多天的罪……

医生：是的，我非常能够理解您的心情，那孩子还有哪些不舒服？或者您觉得还有哪里不对劲？

患儿家长：就是孩子下午不怎么哭了，软绵绵的。真是急死我了！

医生：好的，我也很想尽快帮助孩子康复起来，我现在总结一下您这回带孩子看病的原因。主要是……对吗？

患儿家长：嗯，对。

医生：那我现在检查一下孩子的身体，好吗？

患儿家长：好的。

时间紧迫的救治——"补液我做主"活动

在"名医我来当"活动之后，临床场景已经搭建完成。针对此场景中已经诊断明确的患儿，讲师可让学生小组合作，在限定的时间中给出救治方案。从补液扩容方案细化到每一组可执行的医嘱，对于尚未步入临床的学生们有一定的挑战度，增加了此环节的紧张感。学生们在紧张的气氛中思考—商量—决策，体会到医者的每一个医嘱都影响患者的生命，学会在紧急情况下发挥"从容严谨、敢于担当"的医者精神。

思考题

（1）作为一名儿科医生，你觉得哪些行为可以拉近医患关系，让诊治变得更加顺利？

（2）在每个医生的成长过程中都会遇到自己"搞不定"的情况，遇到这种情况时，你会怎么做？

本素材思政目标及解读

本素材主要通过模拟真实的临床场景，设计"名医我来当"和"补液我做主"活动，让学生提前步入临床，站在医生这个岗位上去应用知识、感受压力。让学生在实践中感悟到人文关怀和爱伤意识在临床工作中的重要性，让学生在紧张的气氛中思考—商量—决策，体会到医者的每一个医嘱都影响患者的生命，学会在紧急情况下发挥从容严谨、敢于担当的医者精神。从而帮助学生提高人文素养和职业素养。

与专业内容的融合点

通过课堂活动，增强同学们对本章节内容理解和应用。其与专业内容的融合点主要表现在以下方面。

（1）针对腹泻病病史采集的思路和要点。

（2）腹泻病的临床表现和分度。

（3）腹泻病的辅助检查。

（4）休克的抢救。

教学方法

在完成本章节课程内容学习的基础上，采用课中活动和课后讨论模式融入课程思政元素。即主要通过课中的教学活动，辅以课后针对思考题的讨论，基于"超星平台"开展师生互动和生生互动，融入思政元素。

（1）通过"名医我来当"活动，助教老师从情绪和思维上均模拟真实临床场景中的家属，让同学们面对焦虑的家属，感受临床医生的压力和家长的心情，让学生学会在采集病史过程中注意安抚家属紧张的情绪，体会人文关怀和爱伤意识在临床工作中的重要性，锻炼并提高与患儿及家长的沟通能力。

（2）通过"补液我做主"活动，让同学们置身真实的临床抢救场景，在争分夺秒的紧张感中，团队合作开出医嘱，培养从容严谨、敢于担当的医者精神。

（3）在完成章节内容学习的基础上，提出拓展问题供同学们思考和讨论。作为一名儿科医生，你觉得哪些行为可以拉近医患关系，让诊治变得更加顺利？在每个医生的成长过程中都会遇到自己"搞不定"的情况，遇到这种情况时，你会怎么做？

参考资料

　　[1]中华医学会儿科学分会消化学组，中华医学会儿科学分会感染学组．儿童腹泻病诊断治疗原则的专家共识［J］．中华儿科杂志，2009，47（8）：634-636．

　　[2]中华医学会儿科学分会消化学组．中国儿童急性感染性腹泻病临床实践指南［J］．中华儿科杂志，2016，54（7）：483-488．

（吴沛霖）

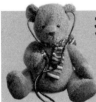

拯救"小黄人"行动
《儿科学》第九章第十节
"婴儿胆汁淤积症"教学中的思政设计

素材故事

婴儿胆汁淤积症的"缉凶"之路

随着感染性肝损害逐步被有力控制，婴儿胆汁淤积症已成为中国儿童肝病的首位住院原因，严重影响中国儿童的健康。其中胆道闭锁给家庭和社会带来很大的精神及经济负担，成为中国儿童期肝病致残或致死的主要原因之一。

婴儿胆汁淤积的病因谱非常复杂，需要鉴别诊断的情况繁多。其主要分为梗阻性胆汁淤积和肝细胞性胆汁淤积。早期对胆汁淤积症患儿进行评估和鉴别诊断的目的是及时发现可治疗的疾病并及早处理。如胆道闭锁、部分胆道闭锁的患儿，除黄疸外，生长良好，无其他表现，早期易误诊为生理性黄疸或母乳性黄疸，延误治疗时机。而胆道闭锁早期诊断、早日手术对提高手术成功率及长期生存率具有决定性意义。其他需要及时评估的包括感染、代谢、内分泌、通过手术可矫正的因素等。其次对患儿进行评估有助于及时发现并处理并发症，早期转诊。

近年来随着临床诊断水平提高，医学界所认识的病种较以往显著增加。2003 年以来，中国除胆道闭锁、胆总管囊肿、胆结石、胆汁黏稠、先天性肝纤维化、感染及内分泌等因素引起的胆汁淤积外，一些既往被忽视或无法诊断的疾病先后得以明确诊断，如先天性肝内胆管发育不良征（Alagille 综合征）、进行性家族性肝内胆汁淤积症（PFIC）1 型和 2 型、新生儿硬化性胆管炎及柠檬素缺陷引起的婴儿肝内胆汁淤积症（NICCD）等。

Alagille 综合征是由复旦大学附属儿科医院王建设教授团队于 2008 年首次在国内报道。由于综合征可累及多个脏器，各脏器表现的严重程度在不同个体有很大的差异，因此在过去被称为不同的名字，包括肝动脉发育异常、综合征性肝管发育不全、综合征性小叶间胆管缺乏、胆汁淤积伴外周肺动脉狭窄、肝内胆道闭锁、肝内胆管生成障碍等。此前，国内无相关病例报道，相关领域专家们仅在编著的书籍中转载国外的资料，甚至大家一度认为是否中国就没有这样的疾病。但是王建设团队面对十多例已经被诊断为胆道闭锁的病例（甚至有的已经做完分流手术）提出质疑，再搜集病例详细资料，进一步完善检查，结合部分病例的两次肝穿刺病理结果去观察胆管系统的情况，并与国外的文献资料反复核对，终于揭开 Alagille 综合征的"神秘面纱"。此后，在二代测序技术加持下，国内相继有病例报道，Alagille 综合征才真正走进小儿肝胆疾病的临床。

FPIC 是一组常染色体隐性遗传病，根据致病基因的不同，目前分为 1~6 型。ATP8B1 基因缺陷引起的 PFIC 1 型和 ABCB11 基因缺陷引起的 PFIC 2 型约占 2/3。2010 年，王建设团队通过检测 ATP8B1 基因，在国内首次确诊并报道 PFIC 1 型病例系列，并与 PFIC 2 型进行比较，发现肝脏组织学检查对鉴别诊断很有帮助。同年，该团队在国内首次报道 PFIC 2 型病例系列，并指出 ABCB11

基因变异在中国患儿中发挥重要作用，且基因变异类型多样，基因突变谱和其他地区不同。2012 年，该团队在国内首次确诊并报道 3 例 PFIC 3 型患者。2017 年，王建设团队鉴定了 MYO5B 基因缺陷引起的低 GGT 胆汁淤积症谱系，被国际公认为 PFIC 6 型。其后，该团队又在国际上首次发现 USP53 缺陷病。他们从百余例遗传性低 GGT 胆汁淤积症病例中，筛选出 44 例遗传学病因不明的患儿进行"全外显子组"测序，最终发现 5 个患儿存在 USP53 基因纯合或复合杂合"双突变"现象。在随后的临床工作中，该团队又陆续确诊了 2 例 USP53 缺陷病患儿。

十余年来，复旦大学附属儿科医院王建设教授团队专注于遗传性肝病，特别是遗传性胆汁淤积症的研究，在国内率先发现并报道了多种遗传性胆汁淤积症，在国际上首先报道了多种新的基因缺陷类型，并对患儿进行针对性治疗，使许多患儿得以长期无病生存。由王建设教授领衔完成的"遗传性胆汁淤积症临床及基因变异特征研究"项目荣获 2017 年度上海市科技进步奖三等奖。正是因为有许许多多像王建设教授一样的儿科肝病人领导着自己的团队，本着敢于批判、勇于创新的精神，心无旁骛勤钻研，孜孜不倦做贡献，才使婴儿胆汁淤积症的"缉凶"之路越来越平坦，实现更多胆汁淤积症患儿的早发现、早诊断和早治疗。

摘下 21 世纪外科"皇冠上的明珠"—"迟到者"誓要征服技术荒原

在中国，每年有约 3000 名儿童由于各种先天性疾病导致终末期肝硬化，如果没有得到及时有效的治疗，90% 的孩子活不过出生后的第一个儿童节。肝移植是终末期肝硬化的有效治疗手段之一，但在 2005 年前后的中国，掌握活体肝移植技术的医院极少。

2004 年，38 岁的夏强来到仁济医院创建肝脏外科，7 名医生，14 张床位，白手起家。他们从成人肝移植起步，到 2006 年初向儿童活体肝移植技术进军。

肝移植技术被称为 21 世纪外科领域的"皇冠"，儿童肝移植好比"这顶皇冠上的明珠"。为掌握这项技术，夏强带着团队去实训基地做动物实验，用小猪模拟手术，每天训练 14 小时，不知用了多少猪肝，可怎么都不成功。

反复的失败，让夏强处于情绪崩溃的边缘，但他没有放弃。"成人肝移植是前人收获的风景，而儿童肝移植却是亟待征服的技术荒原，正是因为这一领域乏人问津，那些重病患儿才更需要我们。"他自问：在肝移植领域，是甘心做"迟到者"，还是翻身成为"领跑者"？答案显而易见。在咬牙坚持训练 10 个月后，技术终于有了进展。2006 年 10 月，夏强带领团队成功实施了仁济医院首例儿童活体肝移植手术。之后，第 500 例、第 1000 例……他们朝着"世界最好的肝移植中心"进发。

这些年夏强团队不断突破观念禁锢，攻克技术难关。目前，夏强团队肝移植手术平均时间缩至 6.5 小时，1/3 手术病人不需输血，手术中无肝期时间平均仅为 48 分钟……这都属于国际先进水平。截至 2017 年底，夏强团队共完成 3600 多例肝移植手术，其中儿童肝移植手术有 1300 多例。

中国的外科医生虽然是"小儿肝移植"的迟到者，但是在一代人的努力下，我们很快征服技术荒原，摘下了 21 世纪外科"皇冠上的明珠"。

拯救"小黄人"行动

小儿肝移植是一个很庞大的工程，需要有一定的资金为依托。而很多贫困家庭经过前期四处求医治疗已经负债累累，无力承担高昂的移植费用。心羽基金发起"贫困胆道闭锁患儿拯救行动"，对患儿家庭情况进行核实，同时由天津第一中心医院器官移植中心的高伟团队对患儿身体情况进行专业医疗评估，综合评估结果后根据患儿情况对符合条件的患儿拨付2万元以上的费用，用于支持孩子完成肝移植手术及后续治疗。

其实目前国内不仅这一个公益机构发起对需要肝移植的小儿家庭的公益捐赠活动。通过对患儿病情评估和家庭情况评估，给予一定额度的公益捐赠，帮助患儿有机会实现肝移植，挽救患儿生命是全国多个省份和多个公益机构的倡导，目前这项工作开展得如火如荼。

思考题

（1）正如第一个素材故事中所提及，婴儿胆汁淤积症是由诸多原因引起的，除了文中提到的这些原因之外，你还知道哪些原因？或者你听说过哪些原因？你是否有和类似疾病的患儿或者家长接触过？

（2）终末期肝病患儿行肝移植，你所知道的困难有哪些？你觉得能如何克服？

本素材思政目标及解读

第一个素材故事通过介绍婴儿胆汁淤积症的病因研究进展，尤其是其中一个团队的研究经历与研究成果，培养学生敢于批判、勇于创新的精神。

第二个素材故事通过介绍一个肝移植手术团队为各类终末期肝病患儿重获新生而努力克服重重困难，征服技术荒原的过程，培养学生"心无旁骛勤钻研，孜孜不倦做贡献"的精神。

以上 2 个案例分别选取小儿肝胆疾病领域内科医生和外科医生的例子，展现各位大家在各自的领域默默耕耘，拯救病患于疾苦，真正践行"为病家谋幸福"的从业初心。

第三个素材故事中，为挽救家庭困难的不幸病患，在医学专家们的倡导下，整个社会积极参与，伸出友爱团结之手，以公益力量帮助需要帮助的孩子们。该素材故事有助于培养学生的职业成就感和公德心。

与专业内容的融合点

本章节内容与专业内容的融合点主要表现在以下方面。

（1）婴儿胆汁淤积症的病因学。

（2）终末期婴儿胆汁淤积症的外科治疗。

教学方法

在课前，将素材故事、思考题与课前视频一起发送给学生。其中，第一个和第二个素材故事对于理论学习内容有拓展的作用，第三个素材故事可以结合思考题让学生进行课前开放性解答，抽取比较具有正能量的答案在课中做分享。

参考资料

［1］王建设. Alagille 综合征［J］. 中国实用儿科杂志，2008，23（1）：3-6.

［2］付海燕，王建设. 婴儿胆汁淤积症的诊断［J］. 肝脏，2009，14（5）：422-425.

［3］ANIL D，王建设．婴儿胆汁淤积症的热点问题［J］.中国实用儿科杂志，2009，4（2）：81-84.

［4］王建设．Hypothyroidism associated with ATP8B1 deficiency［J］. J Pediatr，2015，167（6）：1334- 1339.

［5］王建设．JAG1 mutation spectrum and origin in Chinese children with clinical features of alagille syndrome［J］. Plos One，2015，10（6）：e0130355.

［6］王建设．The mutation spectrum of SLC25A13 gene in Chinese infant with intrahepatic cholestasis and aminoacidemia［J］. J Gastroentero，2011，46：510-518.

（陈素清）

从新型冠状病毒肺炎看医科学子在新时代的使命

《儿科学》第十章第八节 "支气管肺炎"教学中的思政设计

素材故事

钟南山院士坚持真理，提出新型冠状病毒肺炎有人传人的肯定结论

2020年1月12日，WHO将湖北省卫生健康委员会首次公布的一组原因不明的肺炎病例中发现的病毒命名为"2019新型冠状病毒（下称'新冠病毒'）"。在新型冠状病毒肺炎（下称"新冠肺炎"）暴发的初期，人们对新冠病毒的认识还处在"路上"，对新冠病毒在人与人之间的传播能力和传播方式仍处在深入研究的阶段。经过短短1周的时间，1月20日钟南山院士第一时间作出新冠病毒会人传人的判断。他根据当时的病人的资料发现，广东的2例没有去过武汉，但他们的家人去了武汉，回到家里，这两个家庭都有人染上了新冠病毒，并且经过基因检测提示病毒是一致的，从而得出"新冠病毒肯定存在人传人现象"，这一肯定的论断。有了这一肯定的判断，不仅医护人员加强了防护措施使感染率下降，政府也进一步采取了很多方法来阻止病毒扩散，如建议普通民众少外出，出门戴口罩。有效的隔离防控措施和加强个人防护有效地遏制了疫情的扩散，对接下来的疫情防控措施的制定和抗疫的胜利起了重要作用。

陈薇院士敢于挑战难题，坚持不懈，成功研发新冠疫苗

2020 年 3 月 16 日，陈薇院士团队研发的重组新冠疫苗获批进入临床。在武汉发生肺炎疫情之后，陈薇院士团队在 1 月 26 日就到了武汉，随后研发了重组新冠疫苗，这个成功确实是非常惊人的。而这个成绩的背后是陈薇院士团队在过去十几年积累下来的丰富研究经验，以及他们对科学研究的默默投入和孜孜不倦的追求。实际上在这次肺炎疫情之前，陈薇院士就在多次流行性疾病当中取得了很重要的研究成果。2003 年"非典（严重急性呼吸综合征冠状病毒，又称非典型肺炎、SARS）"疫情在我国暴发，陈薇院士率课题组研发的广谱抗病毒药物在抗击 SARS 中发挥了关键作用，1.4 万名预防性使用"重组人干扰素"喷鼻剂的医护人员，无一例感染。还有 2014 年 2 月，非洲西部地区大规模暴发并迅速向外蔓延的埃博拉疫情引发全球恐慌，当年年底，陈薇院士率团队研发出世界首个 2014 基因型埃博拉疫苗。

陈薇院士团队在流行性疾病疫苗研究方面已经处于全球前列的位置，在阻击"非典"、抗击埃博拉等多场硬仗中作出重要贡献。2015 年，她带领团队研制的重组埃博拉疫苗，使中国自主研制的埃博拉疫苗首次获得境外临床试验许可。多年以来，陈薇院士一直在生物安全领域的"无人区"探索，成为"生物危害防控"国家创新团队的学术领头人。

抗击新冠肺炎，全国医护人员勇担当

这场抗击新冠肺炎疫情的人民战争，不仅让全体中国人民，也让全世界人民看到了中国医务工作者无私奉献的职业美德。其中，让笔者深受感动的就是

"最美逆行者钟南山院士不惧严峻疫情毅然前往武汉一线"的故事。84 岁高龄的钟南山院士再次挂帅出征，奔赴疫情第一线，他告诉公众"尽量不要去武汉"，而自己却赶往疫情第一线，担任专家组组长，指导医治及防护工作。当看到他四处奔波，在高铁上劳累到靠着座位靠背熟睡时，成千上万的民众心疼地直呼让他保重身体。他是真正的国之栋梁，也是最美的"逆行者"。我们医生及医学生应向钟南山院士学习，树立医学生的职业使命感，学习他兢兢业业，以人为本，关爱生命的精神。在这场看不见硝烟的战争中，为了人民的健康，全国 42000 多名医护人员不顾个人安危驰援湖北，他们逆向而行、无私奉献，在 3 个月内控制住了新冠肺炎疫情的蔓延。

通过学习他们的先进事迹，可培养学生无私奉献的精神，让学生体会到我们社会主义制度的优越性。习近平总书记多次对广大医务工作者给予高度评价，他说："一线的医务工作最辛苦，承受着难以想象的身体和心理压力，许多同志脸上和身上被磨出了血，令人感动。他们是新时代最可爱的人。"他赞扬医务工作者"真正做到了救死扶伤，大爱无疆"，认为他们"是光明的使者，希望的使者，是最美的天使，是真正的英雄"。

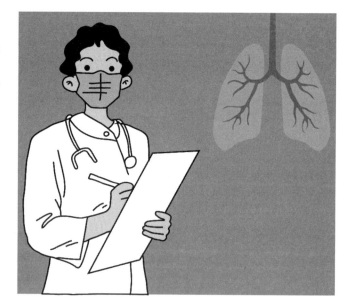

思考题

（1）如果你是一名医生，该如何防范与新冠肺炎类似的呼吸道疾病造成的不利影响？

（2）如果你是一名医生，你认为新冠肺炎等呼吸道疾病会给全球化（人员流动加快）、城市化（人口密度增加）带来什么样的影响？我们应当如何应对？

本素材思政目标及解读

第一个素材故事主要介绍了钟南山院士坚持真理，据当时的病人的资料，在疫情初期第一时间提出新冠病毒会人传人的结论。第二个素材故事介绍了陈薇院士课题组敢于挑战难题，研发的广谱抗病毒药物"重组人干扰素"喷鼻剂在抗击 SARS 中发挥了关键作用，并研发了世界首个 2014 基因型埃博拉疫苗、新冠疫苗。他们坚持不懈，一直在生物安全领域的"无人区"探索，成为"生物危害防控"国家创新团队的学术领头人。引导学生学习这两个素材故事，目标在于培养学生的科学素养，使他们在学习疾病诊疗知识的同时，体会坚持真理、勇于探索的科学精神。

第三个素材故事主要介绍了在 2020 年新年伊始湖北武汉暴发的新冠肺炎疫情中，"最美逆行者"钟南山院士及全国 42000 多名医护人员不顾个人安危，驰援湖北。让同学们体会作为医务工作者，不仅要具备扎实的基础理论知识和精湛的临床医学技能，还要树立为人民健康服务的无私奉献精神、活到老学到老的刻苦钻研精神，树立医学生的职业使命感。

与专业内容的融合点

通过引导学生对第一个素材和第二个素材故事进行学习，了解肺炎的感染病原、传播方式和途径、治疗方式及防控重点，激发学生的学习兴趣，增加他们对理论知识的理解。其与专业内容的融合点主要表现在以下方面。

（1）肺炎的病原、传播途径。

（2）肺炎的定义、临床表现。

（3）肺炎的诊断标准和鉴别诊断。

（4）肺炎的治疗和预防。

教学方法

此素材以讲授和讨论为主要教学形式。讲授素材前，讲师可运用提问的形式启发学生对于肺炎病原的思考。学生在课程开始前可通过案例加强对肺炎病原、传播途径、治疗方式、防控要点的学习。而开放性思考题可帮助学生理解、记忆专业内容，同时进一步加强思政教育，培养学生独立思考、努力探索的能力。

参考资料

参考文献

[1]中华医学会儿科学分会呼吸学组，《中华儿科杂志》编辑委员会.儿童社区获得性肺炎管理指南[J].中华儿科杂志，2013，51（11）：856-862.

其他参考资料

·《习近平在湖北省考察新冠肺炎疫情防控工作》（来源"学习强国"学习平台。

（张晓燕）

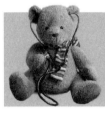

"咳"不容缓与长治久安
《儿科学》第十章第六节
"支气管哮喘"教学中的思政设计

素材故事

伪装成"咳嗽"的哮喘

小明快 4 岁了，从上个月开始流鼻涕、咳嗽。妈妈带他去家附近的诊所看，医生说是感冒引起的，给他开了一些药。小明吃了几周的药后，鼻涕倒是不流了，咳嗽却仍然不见好转，尤其是在晚上和早上起床的时候，咳得比较厉害，运动跑步后，也会咳得比较厉害。眼看孩子咳嗽了一个多月还未见好，父母决定再次带他就诊。在福建医科大学附属第一医院儿科，接诊的专科医师听完小明妈妈的描述，怀疑孩子是得了过敏导致的"咳嗽变异性哮喘（CVA）"。变应原（过敏原）检查发现小明有螨虫过敏。小明妈妈说，前阵子她给孩子换了房间，房间里有一个书架，里面放了不少书，还没来得及整理，可能其中有螨虫。"过敏会导致持续咳嗽。咳嗽变异性哮喘是一种以慢性咳嗽为主要症状的哮喘病，一般在晚上或凌晨发作，咳嗽比较强烈，容易被误诊。"接诊的专科医师说。这种情况，吃感冒药是没用的，专科医生建议小明妈妈回去后把房间打扫干净，同时让小明尽量避开变应原。由于小明已经有呼吸道炎症，接诊医师给他用了吸入呼吸道进行局部治疗的药物。

哮喘是世界公认的医学难题，它因难治、易复发而被世界卫生组织列为四大顽症之一。儿童哮喘发展成为成年哮喘的比率高达 60%~70%，因此，正确诊断和治疗儿童哮喘是减少成人哮喘及肺源性心脏病发病率的有效方法。儿童咳嗽变异性哮喘（CVA）以咳嗽为主要或唯一的症状，并不存在喘息、胸闷、气急等典型哮喘的症状，这也是其"变异"所在，因此，咳嗽变异性哮喘在临床上很容易被忽视或误诊。

咳嗽变异性哮喘的典型症状就是：只咳不喘，也无胸闷、气急。那么，如何判断咳嗽的症状是否由咳嗽变异性哮喘导致呢？如果符合以下 4 个特点我们就应该警惕咳嗽变异性哮喘的可能。

（1）长期顽固性干咳。常在吸入刺激性气味，接触冷空气、变应原，运动或上呼吸道感染后诱发，也有少数患者找不出任何诱因。

（2）咳嗽症状多在夜间或凌晨加剧，有的患者发作有一定季节性。

（3）采用止咳化痰药和抗生素治疗对这种咳嗽几乎是无效的。

（4）如果慢性咳嗽患者本身有较明确的过敏性疾病史，如曾患有过敏性鼻炎、湿疹或者有家族性的过敏史，需考虑患此种疾病的可能性，建议寻求专业医生进一步的诊治。

儿童支气管哮喘：长治才能久安

成年后的哮喘，绝大多数曾在儿童期埋下过"祸根"。孩子患普通感冒，会有咳嗽、鼻塞、流涕、发热等症状，但如果其他症状都好转了，仅剩慢性咳嗽久治不愈，迁延月余，这时就要想到咳嗽变异性哮喘的可能。另外，许多家长担心用药会对孩子的身体发育产生影响，治疗一段时间后就自行停药，这也会给治疗带来隐患。数据显示，我国哮喘患者中仅有28.3%实现了完全控制，71.7%的哮喘患者控制水平有待提高。哮喘以反复发作性咳嗽、喘息、呼吸困难或胸闷为特征，很难被根治，但它是可以被控制的。哮喘患者如果能规范治疗、坚持用药、定期随诊，完全能够像普通人一样去正常地生活、工作和学习。有些患者通过一段时间的治疗，哮喘得到了有效控制，便放松警惕，不再持续用药，这很可能导致哮喘的复发。因此，避免或减少药物的不良反应，关键在于有合理的治疗方案和坚持长期治疗。儿童哮喘患者中约1/3~1/2的人可迁延至成人。反复的哮喘发作容易导致患儿的学习、运动、与同龄人的交往等方面受到影响。明确变应原后，应避免儿童再接触它们。不在室内饲养猫、犬等小动物，清除花粉、室尘、螨虫、真菌、蟑螂等诱因，最好不要铺地毯，并仔细检查家里的装修材料，尤其是油漆。夏天要用凉席之前，需将其拿到太阳下暴晒或用开水清洗。要随季节的变化增减孩子的衣服，经常清洗、暴晒或更换床单和枕头，经常清洗空调和玩具，常开窗户通风，保持室内空气的清新。家具力求简单洁净，避免油漆、黏合剂等化学物质以及杀虫剂、化妆品等具有刺激性或挥发性的物质诱发哮喘。

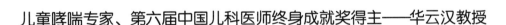

儿童哮喘专家、第六届中国儿科医师终身成就奖得主——华云汉教授

一、儿科是值得托付终身的科学

华云汉教授曾任福建省福州儿童医院副院长、福州市哮喘气管炎研究所长、中华儿科学会哮喘协作组常委、福建省儿童哮喘协作组主委，是福建省儿童哮喘及呼吸病学科带头人。2018 年，他获评中国儿科医师终身成就奖后，福建省卫生健康委员会曾刊发了《八旬高龄仍坚持高频坐诊，他说最喜欢的还是孩子》来讲述华云汉的故事。

读中学时，华云汉就有了从医的想法。"那时代认为医生是一项光荣的事业，可以治病救人，解除痛苦。"1954 年，华云汉进入上海第二医学院（今上海交通大学医学院）读完一年级医疗系后，开始选专业，他果断选择了当时尚为"一穷二白"的儿科专业。"在动员会上，给我印象最深的是校长章央芬一句话，'儿科是处女地，有广阔发展前景'。"他说。华云汉教授一直坚守在儿科岗位一线，经他诊疗的患儿已有几代人。年过八旬后，他仍然每周 6 天为需要他的患儿看病。"许多小朋友喊我爷爷，我听了很亲切、温暖，我爱孩子，为孩子看病我乐意，是我的幸福。"他说，"不要让孩子害怕你！如天冷就把听诊器在手心里焐暖和再贴到孩子胸口，量完体温帮孩子整理好衣服。"

二、创新是做好儿科医生的重要品质

40 年前，学术界对哮喘病的遗传方式认识模糊，大多数人认为它是单基因遗传。1978 年，华云汉团队与福建农林大学教授合作，详细调查总结了 265 个哮喘患儿族谱支气管哮喘发病情况，在国内首次总结提出多基因遗传与哮喘发病的关系，并计算出遗传度 72%，发表于中国科学院的《遗传》杂志上。时至今日，学术界已肯定哮喘多基因关系并确定遗传度 70%，与 30 多年前的计算结果基本一致。

近 3/5 的支气管哮喘患者初次发病在婴幼儿时期，但是婴幼儿时期喘息现象常见，大多数喘息未必就是哮喘病，故如何识别哮喘，争议颇大。1987年在成都召开的儿科大会上，华云汉教授创造性地提出婴幼儿哮喘"32111"计分鉴别诊断法，得到广泛认可。作为婴幼儿时期哮喘诊断及鉴别诊断的手段，它连续3次被全国儿童哮喘流行病学调查组采用，并收录在《诸福棠实用儿科学》（第7版）。该诊断法较国际上的哮喘预测指数提前10年。

思考题

（1）儿童支气管哮喘有哪些诱发因素？如何避免诱发？

（2）儿童支气管哮喘反复发作，医生应该如何对患者进行宣传教育使其能坚持规范长期治疗？

本素材思政目标及解读

第一个素材故事主要介绍了儿童支气管哮喘中的一种特殊类型的哮喘——咳嗽变异性哮喘。让学生从其与典型哮喘的区别点中，体会创新思维、积极努力、勤于思索、坚持不懈的意义。

第二个素材故事主要介绍了儿童支气管哮喘需长期、规范、合理治疗以控制，同时让学生学习如何避免哮喘反复发作及如何做好患者教育，使其坚持规范治疗。

第三个素材故事主要介绍儿童哮喘专家、第六届中国儿科医师终身成就奖得主——华云汉教授的先进事迹，培养学生树立医学生的职业使命感。

第一个和第二个素材故事目标在于培养学生的科学素养，使他们在学习疾病诊治知识的同时，体会精准诊疗、精益求精的意义。第三个素材故事主要介绍儿童哮喘领域的专家为患者做出的无私奉献，培养学生勇于探索和创新的精神。

与专业内容的融合点

通过对上述素材故事的学习，激发学生的学习兴趣，增加学生对理论知识的理解、临床疾病的认识，同时有助于提高学生的动脑能力与独立思考能力，加强学生对专业内容的理解。其与专业内容的融合点主要表现在以下方面。

（1）支气管哮喘的定义、临床表现。

（2）支气管哮喘的诊断标准和鉴别诊断。

（3）支气管哮喘的治疗。

教学方法

此素材以讲授和讨论为主要教学形式，讲授素材前，讲师可运用提问的形式启发学生对咳嗽变异性哮喘的临床表现进行思考。学生在课程开始前可通过案例加强对支气管哮喘的学习。而开放性思考题可帮助学生理解、记忆专业内容，进一步加强思政教育，培养学生独立思考、努力探索的能力。

参考资料

[1]中华医学会儿科学分会呼吸学组，《中华儿科杂志》编辑委员会.儿童支气管哮喘诊断与防治指南（2016年版）[J].中华儿科杂志，2016，54（3）：167-180.

[2]朱剑洁，李昌崇.6岁以下儿童支气管哮喘诊治进展[J].儿科药学杂志，2020，26（5）：53-57.

（张晓燕）

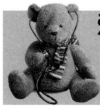

爱佑童心
《儿科学》第十一章第三节
"先天性心脏病"教学中的思政设计

素材故事

短视频《重获"心"生》

视频链接：https：//m.iqiyi.com/v_1hwf5bygbxs.html

先天性心脏病（简称"先心病"）严重威胁婴幼儿生命，但大多是可以手术根治的。可一些患儿家庭因为无力承担手术费用，最终耽误了治疗。最近，来自陕西的4名先心病患儿，在江苏省妇幼保健院接受了免费救治，治愈出院的孩子们获得新生。在此之前，江苏省妇幼保健院在对口支援的陕西榆林，筛查出60名先心病患儿，其中4名患儿发现患有法洛四联症、动脉导管未闭等复杂性先心病，情况严重急需手术。江苏省妇幼保健院小儿胸心外科主任医师顾海涛介绍："给这些孩子做体检时都会听到他们的心脏有明显的杂音，平时他们还会发烧、咳嗽。对这4个孩子来说，手术是一件紧迫的事情。"江苏省妇幼保健院副院长陆超表示："患者家庭的经济比较困难，可能得不到及时的救治，且针对这些重大疾病，当地医疗资源相对比较薄弱。"因此，江苏省妇幼保健院联合江苏省瑞华慈善基金会，紧急安排他们来到南京接受免费救治。经过半个月时间，4名患儿术后情况良好，康复出院。患儿家属蒲建军告诉记者：

"我们现在小孩恢复很好，状态也很正常，我心里面特别高兴。"顾海涛也表示，现在这4个孩子完全健康了，今后无论是上学还是工作都不受影响，甚至去做运动员都可以。绝大多数先心病只要及时治疗，治愈率在九成以上，然而很多家长因为认知不到位错过了孩子最佳救治年龄。"给孩子做个体检，然后做个心脏超声就能完全明白他的心脏是正常的还是异常的，这检查甚至可以提前到怀孕中期，16周到28周都可以到医院检查孩子心脏是否有畸形，及时发现，及早治疗。"

短视频《天选的幸运》

视频链接：https：//m.iqiyi.com/v_248gola7btc.html

ICU监护病房里，五六个医护人员正在紧张地进行心肺复苏。孩子是一个暴发性心肌炎患者，被送来的时候，病情非常严重，很快心脏就停了。ICU团队极力抢救，使用了体外膜氧合技术（ECMO技术），还有其他抢救技术。经过了9天的抢救和守候，ECMO拆了下来，而孩子的心脏在停了4天之后就恢复了跳动。按照以往的案例来说，这样的孩子是不可能活下来的。但运用如今先进的技术，他不仅活了下来，而且神经系统也没有受到损害，意识也很清楚。

短视频《向世界贡献暴发性心肌炎救治之"中国方案"》

视频链接：https：//m.iqiyi.com/v_oofx6kjbgs.html weixin_platform=friend

华中科技大学同济医院汪道文教授带领的团队立足于临床观察，提出了"免疫反应过度激活和炎症瀑布"是导致患者心脏损伤、泵衰竭及循环崩溃的核心，由此提出"以生命支持为依托的综合救治方案"，经过临床实践，使得暴发性心肌炎死亡率降低至 5% 以下。

作为心血管内科主任，汪道文教授阅读了当时几乎所有相关的文献和病例报告，甚至连专家门诊也忘了上。他通过团队系统的病理研究资料和国际上的病理报道证明，患者心脏中有大量炎症细胞浸润，尤其是 T 淋巴细胞和巨噬细胞。他带领团队对患者血浆进行炎症蛋白组学分析，发现 50 多种细胞因子和炎症介质显著增高，有的甚至达到正常水平的千倍以上，而伴随着治疗，患者病情得以改善，这些炎症因子的水平也显著回落。进一步在培养的原代小鼠心肌细胞中加入 3% 患者血清后，单个心肌细胞收缩力显著降低；在动物实验中，用中和抗体干预能起到明显的治疗作用。这些证据表明了免疫激活和炎症风暴的存在。临床治疗的实践也证明这一理论基础是正确的。

在形成了较统一的认识后，团队将方案付诸临床实践，大量患者得到救治，结果证明果然有效，这极大鼓舞了大家。除了在同济医院实践外，汪道文及其团队还在北京协和医院、河南省阜外华中心血管病医院等国内大医院的心血管和重症医学科进行实践，将暴发性心肌炎院内病死率从 50% 降至 5% 以下。汪道文教授牵头撰写了《成人暴发性心肌炎诊断与治疗中国专家共识》，这一共识于 2017 年在《中华心血管病杂志》发表。共识发表后在全国引起了强烈反响，尤其是大量实践反馈的结果证明该方案是非常有效的。我国在暴发性心肌炎领域的这项成果是值得我们自豪的，它不仅代表了我国的救治水平，也是我国心血管人对世界的贡献。

本素材思政目标及解读

第一个素材故事主要介绍了西部地区的孩子罹患先天性心脏病，随时都可能出现生命危险，但在社会爱心人士的援助下，获得救助，得到"心"生。旨在培养学生热爱生命，珍惜生命的意识，同时要有一颗善良、乐于助人的爱心。进而引申出先天性心脏病的定义、流行病学和病因。那么什么是先天性心脏病，其发病情况如何呢？顾名思义，它指的是胎儿时期心脏及大血管发育异常所致畸形。先天性心脏病是所有出生缺陷中最常见的一种畸形。那么，它的发病情况是什么样呢？在20世纪80年代末、90年代初的时候，复旦大学附属儿科医院曾牵头在上海杨浦区和徐汇区进行了流行病学调查，得到的我国先心病发病率是0.69%左右。国外的一些文献报道差不多是在0.5%~0.8%，基本上和我国是类似的。为什么这些孩子会得先天性心脏病？其实现在医生也不是很确定。我们只能大概知道，先天性心脏病有可能是内在的因素和外部的环境相互作用而导致的。目前比较明确的内在的因素就是遗传的因素，约有15%的病例是由遗传的因素引起的。遗传的因素其实有很多种，比如说单基因的遗传。研究的比较早的是马凡氏综合征，像排球运动员海曼在运动场上猝死，就是因为马凡综合征动脉瘤破裂，这是非常明确的单基因的先天性心脏病。染色体异常也会导致先天性心脏病，比如说21-三体或其他多个三体（13-三体、15-三体、18-三体等）。还有22号染色体11号缺失会导致圆锥干畸形，这些都是染色体的异常。更多见的其实是多基因的遗传，现在大量的研究基金也投入在这方面，以研究这些内在的因素。如果母亲有服用一些特殊的药物，也有可能导致先天性心脏病的发生。除了内在的因素、遗传的因素以外，还有一些环境的因素可能会导致或者影响先天性心脏病的发病。主要是在孕早期，尤其是胚胎发育的时候（2~8周），如果孕妇有风疹、流感、流行性腮腺炎、柯萨奇病毒感染，都有可能会导致孩子先天性心脏病的发生。还有怀孕时接触 X 线、酗酒、吸烟或者吸毒，都有可能使孩子先心病的发病率增高。如果孕妇有一些代谢性疾病，比如糖尿病、高钙血症，也会使孩子先心病的发病率增高。糖尿病孕妇生育的孩子可能会有一些心肌病，高钙血症孕妇则可能生下威廉姆综合征的孩子，等等。还有如果母亲有服用一些特殊的药物，这些都有可能会导致孩子先心病的发生。那么该如何预防先心病的发生呢？先心病是内在因素和外在环境因素共同作用导致的。如果要预防先心病，我们应该重视孕期的保健，尤其是孕早期，要预防病毒的感染性疾病，避免刚才说的一些高危的因素。除了保健以外，我们还可在孕期进行早期的诊断和干预，比较常见诊断方式就是染色体和基因的检测。孕妇可以做羊水穿刺，进行羊水染色体和基因的检测。胎儿心动图也是一种早期诊断和干预的手段，可以非常直观地看胎儿的心脏。通常是在孕期的 24 周左右，开始做胎儿的超声心动图。

第二个素材故事主要介绍一个暴发性心肌炎儿童，病情非常严重，很快心脏就停了。其心跳停掉的持续时间是 4 天，在 ICU 团队的抢救下，使用了体外膜氧合技术，经过了 9 天的抢救和守候，心脏恢复了跳动。由此引申至儿童病毒性心肌炎的临床表现。那么，儿童病毒性心肌炎的临床表现都是这么危险的吗？答案是否定的。儿童病毒性心肌炎的临床表现轻重不一，取决于年龄和感染的急性、慢性过程，预后大多良好。其中部分轻者有非特异性症状，如乏力、活动受限、心悸和胸痛；少数重者会心力衰竭、心律失常、心源性休克，甚至猝死；部分为慢性进程，会演变为扩张型心肌病，新生儿病情进展快，常见高热、反应低下、呼吸困难和发绀，常有神经、肝脏、肺的并发症。素材故事里的患儿，经过艰难的抢救，坚强地挺过难关，从"死人堆"里出来。在此，不得不向我们白衣天使们致敬。他们在遇到患儿心跳停止时候，稳重沉着，救治技术过硬，并且能够为该患儿制订完善的救治计划。这个故事能够告诉学生医术医德如何体现，同时让学生知道临床医生需要具备扎实的理论知识，遇到危重症抢救时才能迅速判断，从容不迫、沉着理智应对。素材故事也能帮助学生牢记暴发性心肌炎的紧急救治流程，帮助学生树立高尚的医德，提高临床技术，同时教育医学生遇事需沉着理智、思维缜密，才有可能救治一个鲜活的生命。

第三个素材故事介绍了华中科技大学同济医院汪道文教授带领的团队立足于临床观察，提出了"免疫反应过度激活和炎症瀑布"是导致患者心脏损伤、泵衰竭及循环崩溃的核心，由此提出"以生命支持为依托的综合救治方案"，经过临床实践，使得暴发性心肌炎的死亡率降低至5%以下。汪道文在工作中提出疑问："在临床上看到许多年轻的生命就在我们医师面前逝去了，心里不禁有了难以言表的痛楚，患者怎么了？我们做错什么了？或者说我们做对了吗？我们精心护理和治疗了，为什么救治无效呢？作为心血管内科主任，这样重大的临床问题不能不给我带来强烈震撼和引起我的高度重视。尽管我们在暴发性心肌炎的临床治疗方面取得了进步，但仍有许多问题没有答案，哪些是易感人群？流行病学特点是什么？不同的病原是如何致病的？如何实现更精准有效的治疗？为什么一部分患者出院后病情会进展？"这些都需要深入的基础研究和临床探索来回答。我们可由此引申出他埋头在基础研究和临床实践中重新认识疾病，并提出临床治疗的新策略的事迹。我们还可由此引申出目前病毒性心肌炎的治疗原则，其包括了以下几方面。

（1）休息。急性期需卧床休息，减轻心脏负荷，急性期为休息到退热后3~4周；有心功能不全及心脏扩大者应强调绝对卧床休息，以减轻心脏负担；总的休息时间应为3~6个月，随后根据具体情况逐渐增加活动量。

（2）对于处于病毒学症的早期病人，可选用抗病毒治疗，但疗效不明确。1，6二磷酸果糖可改善心肌能量代谢，促进受损细胞的修复。大量免疫球蛋白（2g/kg）通过免疫调节可减轻心肌细胞损伤。糖皮质激素一般不主张使用。

（3）对于重症患儿伴心源性休克、致死性心律失常、心肌活检证实慢性自身免疫性炎症反应者应足量、早期营养，可使用氢化可的松10mg/（kg·d），并根据病情联合应用利尿剂、洋地黄、血管活性药物及进行抗心律失常治疗。

素材故事中的科学研究探索精神体现了医学科学家的科学素养和人文素养。让学生体会创新思维、积极努力、抓住机遇、不畏艰难、克服困难、迎难而上、勤于思索、坚持不懈、无私无畏对科学研究工作的重要意义。同时，也让学生了解中国科学家在暴发性心肌炎机制与治疗领域作出的重要贡献，这不仅代表了我国的救治水平，也是我国心血管人对世界的贡献，鼓励学生在科学研究中既要善于抓住机遇，又要自信勤奋。

本素材涉及的问题

（1）什么是先心病，它的发病情况是什么样的？

（2）先心病是怎么样得的，为什么这些孩子会得先天性心脏病？

（3）该如何预防先心病的发生？

（4）儿童病毒性心肌炎的临床表现都是这么危险的吗？

（5）目前病毒性心肌炎的治疗原则是什么呢？

与专业内容的融合点

通过对素材故事的学习，激发学生的学习兴趣，增加其对理论知识的理解，临床疾病的认识，同时有助于提高学生的动脑能力与独立思考能力，加深学生对专业内容的理解。其与专业内容的融合点主要表现在以下几方面。

（1）先心病的定义、流行病学。

（2）先心病的病因、预防。

（3）病毒性心肌炎的临床表现、治疗原则。

本素材故事与教学目标相互呼应，同时联系生活实际与临床，更易于学生掌握教学目标内容的同时，贯穿思政教育。引导学生在如今社会，要热爱生命，珍惜生命，关爱健康，注重健康，敢于挑战自我，挑战医学，若想具有精湛的临床医学技能，首先要具备扎实的基础理论知识。

教学方法

此内容以讲授和问答互动为主要教学形式，第一个素材故事视频播放后，讲师可运用提出问题的形式启发学生思考先心病的定义和流行病学，由此引申出先心病的病因，进而讲解预防措施。待第二个素材故事视频播放后，讲师可引导学生正确理解病毒性心肌炎的临床表现和治疗原则，与教学目标相互呼应，在帮助学生理解记忆专业知识的同时，贯穿思政教育于其中，培养了学生热爱生命，珍惜生命，关注健康，敢于挑战的意识。第三个素材故事体现中国学者在临床实践中，经过艰辛而曲折，经过坚持不懈的努力，最终提出中国暴发性心肌炎的救治策略，并迅速用于临床治疗，效果显著，这让学生更加深刻地认识到暴发性心肌炎的危险，同时启发学生认识到科学思维、科学研究和科学精神对于疾病治疗的重要性，将思政教育贯穿其中。

（邵巧燕）

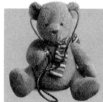

预防慢性肾脏病，从娃娃抓起
《儿科学》第十二章第二节
"泌尿系统疾病"教学中的思政设计

素材故事

世界肾脏日

肾脏疾病起病常隐匿，不易被发现，病程呈迁延、反复、慢性，处理不及时或不当显然会增加全社会慢性肾脏病的发生，2006 年国际肾脏病学会和肾脏病基金联合会联合倡议，将每年 3 月第 2 个星期四定为"世界肾脏日"，以唤起全世界人民对肾脏病的关注。16 年以来，每年世界肾脏日都会有主题口号，其中在 2016 年，世界肾脏日主题就是"预防慢性肾脏病，从娃娃抓起"

我国儿童肾小球疾病临床分类的历史进展和诊治常规的制定、补充、修订过程

1979 年首届小儿肾脏病科研协作组即制定了"关于小儿肾小球疾病临床分类及治疗的建议"，将肾小球疾病分为原发和继发两大类，前者又进一步分为肾小球肾炎、肾病综合征、无症状血尿或蛋白尿，并就各自诊断标准给予详尽说明，此外还对肾病综合征治疗方案提出建议。2 年后该组织又提出了修订意见，将急性肾炎区分为链球菌感染后和非链球菌感染后两大类。肾炎性肾病综合征诊断标准中除血尿、血压高、氮质血症 3 项外，又补充了血补体下降。肾病综

合征中依激素治疗效应区分为完全效应、部分效应、无效应 3 种情况。此后经历约 20 年临床医疗和教学的实践，考虑与国际接轨的需要，2000 年中华医学会儿科学分会肾脏病学组再一次提出补充和修正，同时对 3 种常见的继发性肾小球疾病诊治提出草案，特别是使后者诊治中包括了组织学分类，这也反映出我国肾小球疾病的诊治已从单纯的临床综合征诊断水平，提高到组织学诊断水平的一个飞跃。2007 年后中华医学会儿科学会肾脏病学组又进一步组织了循证诊治常规的工作。2016 年小儿肾脏病学组专家再次修订了小儿肾脏疾病的诊治指南。40 年来诊治常规制定、补充、修订对从整体提高我国小儿肾脏疾病诊治水平起到了重要作用。

肾小球疾病分类

肾小球疾病包括遗传性肾小球疾病、遗传性进行性肾炎（Alport 综合征）。这一领域我们中国在国际上有一定的影响力，得益于该类疾病的多种基因类型和临床快速诊断方法是北京大学第一医院儿童肾内科丁洁教授团队的研究成果。她的老师就是杨霁云教授，我国著名小儿肾脏专家，曾为我国中华医学会儿科分会肾脏病学组的组长。之前笔者一直觉得杨霁云教授是神圣和遥不可及的名人。没想到在 2017 年去北京大学第一医院儿童肾内科进修期间，笔者有幸和这位杨霁云奶奶多次面对面交流、对她有了更深入了解。原来她一点名人的架子都没有，是那么和蔼可亲，86 岁高龄还拿着一本大大的笔记本到病房参加每周四的科室大查房、疑难病例和病理阅片讨论。所以每周四是我们又怕又盼望的日子，怕是她虽已高龄，但思维灵活，尽管对我们进修和规培医生关爱有加，但每次都会提问我们，把我们这些进修生"问倒"。结束后她还会神采奕奕地和我们这群进修生聊天，讲述她的经历，讲述她年过半百出国留学的故事，留学归国后传承发展，如何在临床中发现问题，去做研究的。我国小儿肾脏疾病的快速发展离不开她的引领和奉献。她告诉我们最多的是"知足和对国家的感恩"，鼓励我们年轻人只要心怀大世界、努力学习、勤于实践、善于思考、从点滴做起就一定有所前进。她还把她总结的"2B2M3C3D"人生哲理和我们共勉。"2B"为 Bedside，Bench（临床与基础的结合）；"2M"为 Macro，Micro（宏观与微观的兼顾），"3C"为 Curiosity，Communication，Consultation（兴趣好奇心、交流、讨论的心态）。拥有这"2B2M3C"则一定能实现以下目标，即"3D"——Discovery，Development，Delivery（有所发现，有所发展，有所产出和成就）。她一辈子勤做学问，思维缜密，科学严谨，精益求精，她的人格魅力无法用语言来形容，总之就是令人佩服、敬仰。网上有一个她的访问纪录片，名叫《医者仁心——儿科专家杨霁云教授》，大家可以在课后自行观看，感受小儿肾脏病专家杨奶奶一辈子的行医感悟。

本素材思政目标及解读

通过思政教育培养学生的科学素养及人文素质。

（1）通过介绍"世界肾脏日"，来培养医学生们在日后临床工作中不仅要做好治病救人，同时要有把学到的医学知识科普给健康民众这样的观念。

（2）介绍我国儿童肾小球疾病临床分类的历史进展，让同学们认识到每个疾病诊治常规的制定、补充、修订都对该领域诊治水平起到了重要作用，同时也认识到医学不断进步的重要性。

（3）通过观看儿科前辈的行医感悟，学习前辈们医者仁心的精神。

与专业内容的融合点

（1）通过"世界肾脏日"来引出肾脏疾病独有的特点，而肾脏疾病的防治，要从小儿抓起，说明小儿泌尿系统疾病很重要，由此引出我们这节课要学习的内容。

（2）介绍儿童肾小球疾病临床分类时，讲述我国小儿肾脏疾病专业从无到有，肾小球疾病分类不断发展的进步史及代表人物的行医感悟，让同学们认识到每个疾病诊治常规的制定、补充、修订都对该领域诊治水平起到了重要作用。

（3）让学生们认识到一代代儿科医学专家前辈们的无私奉献、辛苦付出使我国儿科医学有了巨大的进步。素材故事可以感染学生，培养医学生精益求精、与时俱进、与国际接轨的意识，创新意识，及科学精神。

教学方法

此素材以讲授和讨论、课后观看纪录片视频为主要教学形式，运用提问和分享视频、老师自身经历见闻感受的形式唤起学生的好奇，激发他们的学习兴趣。

参考资料

［1］杨霁云.从诊治常规变迁看肾小球疾病分类的进展［J］.中华儿科杂志，2010，48（5），321-324.

［2］中华医学会儿科学分会肾脏学组.小儿肾小球疾病临床分类及肾病综

合征治疗方案［J］. 中华儿科杂志，2001，39（12）：746-747.

［3］中国人民解放军医学会儿科分会肾脏病学组. 急性肾小球肾炎的循证诊治指南［J］. 临床儿科杂志，2013，31（6）：561-564.

［4］中华医学会儿科学分会肾脏病学组. 儿童激素敏感、复发／依赖肾病综合征诊治循证指南（2016）［J］. 中华儿科杂志，2017，55（10）：729-734.

［5］中华医学会儿科学分会肾脏病学组. 激素耐药型肾病综合征诊治循证指南（2016）［J］. 中华儿科杂志，2017，55（11）：805-809.

［6］中华医学会儿科学分会肾脏学组. 原发性 IgA 肾病诊治循证指南（2016）［J］. 中华儿科杂志，2017，55（9）：643-646.

（刘俊红）

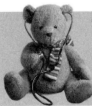

为了让儿童"很铁"
《儿科学》第十三章第三节
"缺铁性贫血"教学中的思政设计

素材故事

缺铁·贫血·智力

让孩子身体、智力发育双健全的秘密就是铁。

缺铁性贫血（iron deficiency anemia，IDA）是体内铁缺乏导致血红蛋白合成减少，临床上以小细胞低色素性贫血、血清铁蛋白减少和铁剂治疗有效为特点的贫血症。WHO 研究显示，全世界约有 20 亿人存在贫血，其中 43% 发生在 0~5 岁儿童。

铁是人体重要微量元素，缺铁性贫血是最主要的贫血类型。铁元素除了在血红蛋白的合成中起着非常重要的氧载体作用外，还存在于细胞中许多的关键蛋白质中，如细胞色素、肌红蛋白和各种酶及辅酶中。因此，体内贮存铁减少，不仅会引起贫血，而且含铁酶和铁依赖酶活性降低会引起非造血系统表现，对人体智力、体格发育、免疫功能、消化吸收功能、劳动能力等均有较大的不良影响，特别是对生长发育中的儿童影响尤为深远。目前已有大量的研究证据表明，儿童贫血会导致其精神运动发育受损，注意力、智力状况、记忆力和学习技能等认知功能受损，注意力缺陷或多动功能障碍（ADHD）和孤独症谱系障碍（ASD）

等心理和行为障碍，因此，最大的危害是削弱发展中国家 40％~60％的 6 至 24 个月儿童的智力发育。就婴幼儿而言，即使是轻度的贫血也可能损害其智力发育，缺铁性贫血会延缓运动神经发育并损害认知能力的发展，使智商下降约九个百分点。同时，铁缺乏还可导致身体活动减少及睡眠质量下降等。

现已证实，儿童 IDA 造成的这些危害都是不可逆的，这种影响甚至可持续至成年人，从而影响其成年之后的工作能力，由此给社会发展带来严重的经济负担。对于贫血对儿童认知发育的影响，目前已尝试以认知发育受损造成的收入损失来量化其对经济的影响。估计贫血、铁缺乏和认知降低造成的收入损失中位数为每人 3.64 美元，在某些发展中国家中占其国内生产总值的 0.81%。而在贫血患病率较高的印度，6~59 月龄儿童 IDA 的终生成本为 830 万伤残调整生命年（DALY），2013 年中全年生产损失为 240 亿美元（相当于印度 GDP 的 1.3%）。

总之，铁缺乏和缺铁性贫血已成为世界上最广泛的健康问题，被 WHO 列为全球四大营养性疾病之一，也是儿童"四大疾病"之首。

中国儿科前辈的贡献

20 世纪 80 年代初期，北京大学第一医院儿科创始人之一秦振廷教授牵头开展中国儿童铁缺乏症流行病学调查协作组在中国大陆 16 省关于中国儿童铁缺乏症的流行病学调查，福建医科大学附属第一医院儿科林曰铣、游开绍教授先后作为华东片区负责人，带领儿科同道们参加全国儿童铁缺乏症的流行病学调查。该项调查显示，我国 7 个月至 7 岁儿童铁缺乏和缺铁性贫血的发病率分别为 40.3% 和 7.8%，其中 7~12 个月婴儿的铁缺乏和缺铁性贫血发病率分别高达

44.7% 和 20.5%；且农村儿童发病率明显高于城市儿童。同时，中国儿童铁缺乏症流行病学调查证实了在我国小儿食物中铁含量低和食物搭配不合理（影响铁吸收）是铁缺乏的最主要原因，并提出了铁缺乏的群体防治方案，为改善我国小儿铁缺乏情况作出了突出贡献。

妊娠期间，由于胎儿会经胎盘从母体摄取大量的铁供其生长发育所需，因而孕妇容易发生铁代谢紊乱从而出现缺铁的情况。那么，孕母缺铁是否会对胎儿的铁营养状况有影响呢？这是一直存在的一个有争议的学术问题。20 世纪 80 年代中期以前多数学者赞成"无私"论学说，认为无论孕母铁缺乏症多么严重，都会继续无私地向胎儿供铁，即孕母的铁营养状况不影响胎儿按其自身的需要从母体获取铁。80 年代后期到 90 年代初期，四川大学华西第二医院的廖清奎教授从分子水平方面对母婴铁代谢进行了深入研究，他所带领的团队通过检测转铁蛋白受体（TfR）和铁蛋白受体（FnR）在胎盘微绒毛膜和幼红细胞膜中的数量变化后，提出母婴铁转运过程的"有限无私"论学说，认为孕母缺铁到一定程度会影响胎儿铁营养状况。该系列研究阐明了孕母向胎儿供铁的调节过程——当孕母铁营养状况处于正常或轻度缺铁性贫血之时，可保证供给胎儿足够的铁，但当孕妇严重缺铁（中重度缺铁性贫血）时，其通过胎盘转铁蛋白受体、铁蛋白受体向胎儿供铁的能力将显著下降，从而影响胎儿铁代谢。该理论已被广泛接受并写入教科书，在理论上根本解决了这一学术问题，使这一学术上的争论画上一个句号。该成果对围产期孕妇预防性补铁提供了理论依据，对降低孕妇、胎儿、婴儿缺铁患病率，提高人口素质有积极意义。

从铁缺乏到缺铁性贫血的患病规律看，王如文教授曾提出，存在着一条链环模式的铁缺乏社会群体。这就是孕妇铁缺乏—婴幼儿铁缺乏—少女铁缺乏—孕妇铁缺乏……如此周而复始。婴幼儿和孕妇是 ID 最主要的高危人群，是防治的重点。

让儿童与缺铁性贫血说"再见"

过去几十年间，我国儿童营养状况有显著改善，但儿童缺铁仍然是一个大问题。

铁、碘、维生素 A 等微量营养素缺乏是全球范围内最为常见的公共卫生问题之一。由于儿童生长发育特点，他们需要充足的营养支持，铁等微量营养素是影响儿童生长发育的重要微量元素，微量营养素的缺乏将对儿童产生不可预计的、不可逆转的损伤和影响，尤其是对于儿童体格生长和心理发育等方面的影响，同时增加了儿童罹患感染、发病和死亡的概率，也会对社会生产力产生一定程度的影响。2015 年 WHO 发布的数据显示，截至 2011 年全球约有 8 亿贫血的儿童和妇女，其中 5 岁以下贫血儿童人数为 2.73 亿，贫血患病率高达 42.6%。20 世纪 80 年代初，全国 16 省儿童贫血流行病学调查显示，6 个月至 7 岁儿童贫血患病率为 43%，其中绝大多数都有缺铁性贫血。在过去几十年间，我国儿童的营养状况有显著改善，但儿童缺铁仍然是一个大问题，虽然较 20 世纪 90 年代有所下降，但其患病率远高于发达国家。儿童贫血，尤其是贫困地区的儿童贫血问题依然严峻。WHO 公布的数据显示，2011 年我国儿童贫血患病率为 19%；2012 年我国公布的《中国 0~6 岁儿童营养发展报告》显示，我国 2010 年 6~12 月龄农村儿童贫血患病率为 28.2%，13~24 月龄儿童贫血患病率为

20.5%。基于 2015 年全球疾病负担研究中，1990 年、1995 年、2000 年、2005 年、2010 年和 2015 年中国 31 个省（自治区、直辖市），以及香港特别行政区和澳门特别行政区的 5 岁以下儿童主要营养缺乏性疾病负担总体及分病种营养缺乏性疾病负担数据资料，徐媛媛等对 1990~2015 年中国 5 岁以下儿童营养缺乏性疾病负担状况及 25 年间变化情况进行了分析。结果：2015 年中国 5 岁以下儿童营养缺乏性疾病患病率为 17.26%，伤残调整生命年率（DALY 率）为 776.26 人年/10 万，5 岁以下儿童 DALY 率在 1990 年基础上下降了 71.42%；在过去的 25 年间，中国东、中、西部地区 5 岁以下儿童营养缺乏性疾病负担均呈现持续下降的趋势，且营养缺乏性疾病负担性别差距逐渐缩小；在 5 岁以下儿童主要营养缺乏性疾病中，蛋白质 - 能量营养不良和缺铁性贫血疾病负担相对较高。据此，作者认为 1990~2015 年中国 5 岁以下儿童营养缺乏性疾病负担持续下降，与 1990 年相比，2015 年我国 5 岁以下儿童营养和健康状况得到较为明显的改善，但 5 岁以下儿童缺铁性贫血 DALY 率下降幅度低于其他疾病。在针对我国 2030 年可持续发展目标实现的一项预测研究结果显示，如按照目前营养不良状况及变化发展趋势，至 2030 年我国可持续发展目标中的营养不良等 17 项指标将难以实现。为给中国儿童缺铁性贫血的防治提供依据，刘建欣等对 2000~2020 年中国 0~14 岁儿童缺铁性贫血（IDA）的流行现状进行了系统评价，作者通过计算机检索"中国知网""中国生物医学文献数据库""维普""万方""PubMed""Embase""Web of Science 数据库"，收集了从 2000 年 1 月至 2020 年 4 月公开发表的关于中国 0~14 岁儿童缺铁性贫血的横断面研究，结果共有 60 篇文献 122771 例儿童纳入。Meta 分析显示：2000~2020 年中国 0~14 岁儿童总患病率为 19.9%，女童患病率（18.7%）高于男童（16.9%），差异有统计学意义；婴儿期患病率最高（30.3%），其次为幼儿期（16.7%）；2006~2010 年儿童患病率最高（22.6%），但近年来儿童缺铁性贫血患病率较前下降，2011~2015 年为 21.9%，2016~2020 年降至 16.8%；88.7% 的患病儿童表现为轻度贫血，仅 11.3% 表现为中重度；西北、西南地区儿童患病率最高，分别为 31.9%，28.3%，华东、华南及东北发病率相对较低，分别为 13.1%，14.0%，16.6%；农村儿童患病率（25.6%）远高于城市儿童（9.1%），尤以西部农村地区表现明显。据此，作者认为 2000~2020 年中国 0~14 岁儿童缺铁性贫血患病率仍较高且地区间差异显著，应继续重视婴幼儿及贫困地区儿童缺铁性贫血防治工作。

控制铁缺乏和缺铁性贫血是实现《"健康中国 2030"规划纲要》中提出的贫血控制目标的关键

营养素缺乏是一个世界性的健康问题，也是一直困扰我国人民营养与健康的一个突出问题。党的十九大报告指出，人民健康是民族昌盛和国家富强的重要标志，并提出实施健康中国战略。2021 年 3 月，习近平总书记在福建考察时强调：人民健康是社会主义现代化的重要标志。联合国在可持续发展目标中提出了在 2030 年实现全球充足营养的目标。中国政府 2016 年颁布的《"健康中国 2030"规划纲要》中提出的我国居民的健康目标中，明确 2020 年 5 岁以下儿童贫血率控制在 12% 以下，孕妇贫血率下降至 15% 以下，贫困地区人群贫血控制在 10% 以下；到 2030 年，进一步降低重点人群贫血率，5 岁以下儿童贫血率和孕妇贫血率控制在 10% 以下。由于缺铁性贫血占贫血比例最高，控制铁缺乏和缺铁性贫血是达成贫血控制目标的关键。

5 岁以下儿童的营养和健康状况将对其整个生命周期的生存和发展产生重要影响。随着社会经济水平的发展，我国儿童的健康状况正逐步改善，但营养缺乏性疾病仍是影响我国 5 岁以下儿童健康和发展的主要问题。营养缺乏性疾病虽然不是我国 5 岁以下儿童主要致死原因，但是营养缺乏将对儿童及其整个生命周期的健康和发展产生不可逆转的影响。降低儿童营养缺乏性疾病负担，改善儿童营养状况，将对儿童健康和发展产生促进作用。

一、加强群体防治意识，推广铁强化食品

联合国食品法典委员会把食物强化定义为承担最小安全风险的前提下，为使公众健康受益，有意提高食品中基本营养素包括维生素和矿物质含量的实践活动。实践证明，改善人群营养素缺乏的主要措施包括健康教育、合理膳食，加强群体防治意识，推广食物强化和营养素补充剂。食用铁强化食品是低成本的长期预防缺铁性贫血的有效措施，其特点是不改变人群的饮食习惯、安全可靠、不需要使用者拥有更多的营养知识，通过法规和标准等方法，政府可以有效发挥作用，促进强化食物的发展。在发达国家，强化食品已得到普及。早在 1941 年，美国公布的食物强化法中就规定必须在面粉中强化铁、维生素和叶酸，有接近 2/3 的州实行了强制性政策，美国居民总铁摄入量的 20%~30% 来自强化的面粉。加拿大从 1976 年起就制定了铁强化面粉、大米强制性政策。在发展中国家，印度于 2000 年启动强化政策，3~5 岁儿童铁缺乏和缺铁性贫血发病率在干预半年后显著下降。我国食物强化工作在 20 世纪 80 年代后起步并快速发展。1997 年 11 月，中国疾病预防控制中心营养与食品安全所与国际生命科学学会中国办事处共同在北京召开了"中国食物强化问题研讨会"。会议最终决定采用食物强化的方式改善中国人铁缺乏的现状，并选择了覆盖面广、摄入量稳定、便于在加工过程中统一添加的酱油作为铁强化剂的载体，启动中国消除铁缺乏行动项目，即国家营养改善项目——铁强化酱油。

中国疾病预防控制中心营养与食品安全所花费 5 年多时间潜心研究试验，终于研究出了一种最有效、最经济、最方便的补铁措施——通过食用乙二胺四乙酸铁钠（NaFeEDTA）强化酱油达到持久补铁。经过反复的试验证实，NaFeEDTA 强化酱油比同类铁强化产品具有更大的优势：吸收率高、不改变酱油自身的食用方法和口感、改善贫血效果显著、安全经济。赵显峰等对贵州省 343 名 3~6 岁儿童进行为期 18 个月的 NaFeEDTA 强化酱油随机对照干预试验（RCT），结果显示，干预组血红蛋白水平明显升高、贫血率明显下降。这表明铁强化酱油能有效降低儿童贫血患病率。铁强化酱油的应用在个体水平上表现为提高个体的健康水平，在社会层面表现为提高劳动生产力，促进国民经济的发展，是改善人群缺铁性贫血的经济、易行且有效的措施。魏艳丽等对 2004~2013 年铁强化酱油预防贫血的效果评估显示，采用铁酱油每改善一名贫血患者的成本仅为 0.12 元。有报道，铁强化酱油推广 3 年后，因贫血率的下降而获得的劳动生产率收益达到 141.1 亿。王劫等研究发现，NaFeEDTA 强化酱油干预后，铁缺乏但尚未贫血（IDNA）学生的语文、数学成绩显著提高，提示 NaFeEDTA 强化酱油对 IDNA 学生的学习成绩有改善作用。同时，铁强化酱油对儿童其他方面的认知能力也有一定的改善作用，如蔡祥煜等对北京市 1~16 岁儿童进行了 8 个月铁强化酱油干预试验，发现干预后 IDNA 组记忆再认量表分显著增加，缺铁性贫血（IDA）组的基本认知能力、知觉速度、心算效率和记忆再认能力显著增加，提示铁强化酱油干预对铁缺乏但尚未贫血（IDNA）和IDA学生的认知能力均有明显的改善作用。

2002年9月24日，卫生部宣布铁强化酱油正式上市，在我国贵州试点推广依地酸钠铁强化的酱油，迈开了全民补铁的第一步。2004年9月，卫生部发布《铁强化酱油项目实施行动计划》，此后，铁强化酱油在河北、江苏、贵州等省份全面推广。2007年，卫生部召开新闻发布会，认为铁强化酱油项目探索了公共卫生工作的新型模式，宣布我国将继续在更多省份开展铁强化酱油推动工作。2010年10月，"铁强化酱油"项目二期启动，这将进一步扩大"铁强化酱油"的布货渠道，让更多的城市和农村的居民能够买到铁强化酱油。目前，全国有6000多万人长期食用铁强化酱油，取得了试点地区目标人群缺铁性贫血患病率显著下降、居民铁强化酱油知晓率快速上升等显著成效。实践证明，食用铁强化酱油改善我国居民铁缺乏的工作模式，符合我国居民的饮食习惯，能够惠及广大的农村地区，具有投入低、效果好、群众容易接受、可持续性发展的特点，具有很好的推广价值。

近十几年来，商品化的铁强化保健品日益增多，如铁强化食盐，铁强化奶粉、米粉，铁强化饼干以及维生素A、维生素D、铁强化的鲜奶等。研究证实，强化铁、叶酸和锌的面粉不仅能够帮助避免不健康的问题，还可以让儿童长得更高、更强壮。在全球180个以面粉为主粮的国家中，超过50个国家已经开始强化面粉中的各类营养成分。我们国家在2005年开始实施的铁强化面粉工作同样取得了良好的效果。

二、营养补充食品

辅食营养补充品包括辅食营养补充食品、辅食营养素补充片和辅食营养素撒剂，其中辅食营养补充食品俗称"营养包"。自2003年开始，我国在甘肃、青海、山西、陕西的农村地区和四川地震灾区开展多个辅食营养补充品的干预项目，均取得良好效果。营养干预显著提高了这些地区人民群众的血红蛋白水平，降低了贫血率。辅食营养补充品简化了营养素强化补充方式，能提高婴幼儿的辅食质量，有效改善我国儿童营养状况。同时，辅食营养补充品食用方便，婴幼儿和家长易于接受，成本效益高，值得在我国广大贫困地区推广应用。

三、开发新型儿童补铁制剂——血红素铁

正常人从食物中补充铁，而一旦缺铁，必须服用补铁剂。然而，服用无机铁和有机铁等，会出现明显的肠胃不适，吸收率也很低。血红素铁制剂的吸收率在25%以上，且无不适反应。血红素铁作为保健品，对缺铁性患者无疑是非常好的补铁剂。20世纪80年代后期，福建医科大学附属第一医院儿科的游开绍教授与福建省医学科学研究所的张柽教授就开始协作研发儿童补铁制剂——血红素铁。研究成果"'强力铁'防治缺铁性贫血的研究"于1996年荣获福建省医药卫生科技进步奖三等奖。

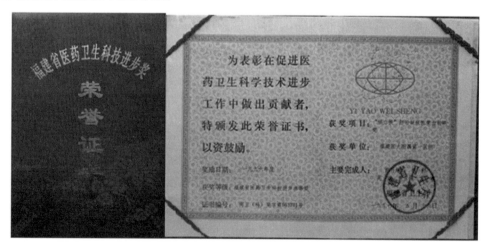

从原料上看，中国是人口大国，生猪消耗量巨大，一年约七八千万头，按每头猪 2 公斤猪血计，一年有十几万吨猪血。从猪血中提取血红素铁，能够实现经济效益、社会效益双赢。随着国家对血红素铁国家标准的制定和颁布，血红素铁的产业化发展必将提上日程，也必将在建设健康中国的进程中贡献一份力量。

思考题

（1）通过阅读"素材故事"，你如何理解人民健康是民族昌盛和国家富强的重要标志？

（2）作为一名临床医生，你会如何开展营养知识的宣传教育工作？

（3）作为一名临床医生，你如何教会人们根据自身营养状况来选择强化食品？

本素材思政目标及解读

本素材故事主要通过对儿童铁缺乏的危险、我国铁缺乏和缺铁性贫血发病状况、铁缺乏和缺铁性贫血群体防治策略，以及我们国家和儿科前辈所做的努力进行简要介绍，将此作为本章节的思政元素融入到课程教学中，以期在巩固教材所讲授的内容的基础上，拓展铁缺乏和缺铁性贫血相关的前沿知识，培养儿科医学生的科学素养和人文素养。该素材的内容从健康中国的视角展现国家发展与社会进步与我们国家在儿童铁缺乏和缺铁性贫血防治所取得的成就之间的历史脉络，培养同学们的爱国情怀，培养同学们爱岗敬业和一心一意为患儿服务的奉献精神。使同学们在未来的职业生涯中，能够进行健康宣教，使全社会认识到缺铁的危害及做好预防工作的重要性，能够应用所学知识开展铁缺乏和缺铁性贫血的诊断和治疗。

与专业内容的融合点

通过对素材的学习，增强同学们对本章节内容的理解。其与专业内容的融合点主要表现在以下方面。

（1）在缺铁所致的所有危害中，最令人关注的是早期缺铁对儿童大脑和发育的影响。

（2）母婴铁转运过程的"有限无私"论学说。

（3）国家营养改善项目——铁强化酱油。

（4）儿童补铁制剂——血红素铁的研发。

教学方法

在完成本章节课程内容学习的基础上，采用"课后拓展阅读 + 讨论"模式融入课程思政元素。即主要通过同学们课后素材阅读，结合思考题，基于"超星""中国大学慕课"等现代教学平台开展师生互动和生生互动，并融入思政元素。

（1）提出儿童铁缺乏和缺铁性贫血的危害，特别是对儿童大脑和发育的影响，从健康中国的视角介绍我国儿童铁缺乏和缺铁性贫血防治工作历程及所取得的成绩，培养学生们的爱国情怀。

（2）通过母婴铁转运过程的"有限无私"论学说、铁强化酱油国家营养改善项目以及儿童补铁制剂血红素铁研发的介绍，在巩固教材所讲授的内容的基础上，拓展铁缺乏和缺铁性贫血相关的前沿知识，培养儿科医学生的科学素养和人文素养。

（3）在完成素材学习的基础上，提出拓展问题供同学们思考。作为一名临床医生，你会如何开展营养知识的宣传教育？如何教会人们根据自身营养状况来选择强化食品？

参考资料

参考文献

[1] 中国儿童铁缺乏症流行病学调查协作组.中国7个月~7岁儿童铁缺乏症流行病学的调查研究 [J].中华儿科杂志，2004，42（12）：886-891.

[2] 中国营养学会"缺铁性贫血营养防治专家共识"工作组.缺铁性贫血营养防治专家共识 [J].营养学报，2019，41（5）：417-426.

[3] 徐媛媛，曾新颖，邱琦，等.1990~2015年中国5岁以下儿童营养缺乏性疾病负担 [J].卫生研究，2021，50（2）：237-241.

[4] 刘建欣，刘桂玲，李燕燕，等.中国2000~2020年0~14岁儿童缺铁性贫血患病率的Meta分析 [J].中国学校卫生，2020，41（12）：1876-1881.

[5] 廖清奎，罗春华，李强，等.胎盘转铁蛋白受体对调节母婴铁代谢的作用 [J].中华医学杂志，1992，72（10）：619.

[6] 廖清奎，罗春华，张雅欣.缺铁性贫血孕母骨髓幼红细胞和胎盘微绒毛膜的转铁蛋白受体 [J].中华血液病学杂志，1992，13（6）：283.

[7] 张晓帆，李涛，张倩.食物强化对儿童健康影响的研究进展 [J].中国食物与营养，2019，25（5）：11-15.

[8] 游开绍，吴斌，黄自强，等.氯化血红素抗贫血疗效和毒性〔J〕.中国药理学报，1996，17（3）：284-286.

[9] 黄妙辉，吴斌，赵子庆，等.口服氯化血红素治疗小儿缺铁性贫血疗效观察〔J〕.中华儿童保健杂志，1997，5（2）：119.

其他参考资料

· 《食品安全国家标准：食品营养强化剂使用标准》(GB14880—2012)

（吴　斌）

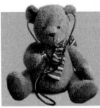

漆黑深夜之后的黎明曙光
《儿科学》第十三章第六节
"急性白血病"教学中的思政设计

化疗之父西德尼·法伯与儿童白血病的缓解

一、一个来自纽约的包裹

1947 年 12 月的一天清晨，波士顿儿童医院的病理实验室里，西德尼·法伯（Sidney Farber，1903—1973）博士，正焦急地踱来踱去，等待着一个来自纽约的包裹。他为什么如此焦急呢？原来，这年夏天，波士顿船厂一名工人的孩子离奇地病倒了。孩子名叫罗伯特·桑德勒（Robert Sandler），只有 2 岁，2 个多星期以来持续低烧，体温忽高忽低，同时伴有日益严重的昏睡，面无血色。桑德勒第一次发烧 10 天后，病情明显恶化，体温攀升，脸庞也从红润色变成了一种诡异的奶白色。他的孪生兄弟埃利奥特则身体健康、活泼可爱。

桑德勒马上被送到了波士顿儿童医院。他的脾脏明显肿大，像塞满东西的袋子一样垂了下来。法伯用显微镜观察他的血液，发现成千上万不成熟的原始白血病淋巴细胞正在疯狂地进行分裂。它们的染色体不停地凝聚、展开，就像拳头握紧又松开。桑德勒患上了在当时几乎是 100% 死亡率的白血病。

1947 年 9 月 6 日，法伯开始为桑德勒注入蝶酰天冬氨酸（pteroylaspartic

acid，或称 PAA），这是立达出品的第一种叶酸拮抗剂。但是，PAA 收效甚微。在接下来的一个月，桑德勒越来越没精神，并且出现了关节疼痛、跛行，随之全身转移，剧痛无比，这是白血病细胞浸润的结果。到了 12 月，病情似乎已经无望缓解。桑德勒的脾肿大已经下垂到了盆腔。他精神萎靡、无精打采、身体肿胀、面色苍白，奄奄一息。

然而在 12 月 28 日这一天，来自纽约的包裹里，装着几瓶叫作"氨基蝶呤（aminopterin）"的黄色结晶化学品，或许，它们会救小桑德勒一命，所以，法伯才会如此焦急。药品一寄到，法伯立即将它注入了桑德勒体内，希望至少能缓解一下他的病情。

二、病情出现缓解

药物反应很显著。曾经攀升到了天文数字的白细胞计数（70×10^9/L），在药物的作用下突然停止了上升，原地踏步。更惊人的是，白细胞计数开始下降了，白血病原始细胞逐渐在血液中减少，几乎消失殆尽。到了新年之夜，白细胞计数下降到了峰值的 1/6，接近正常值的水平。癌细胞虽然并未完全消失，但情况没有继续恶化。虽然在显微镜下显示仍然有恶性白细胞，但它已暂时得到抑制，在波士顿这个寒冷的冬季，"冻结"在桑德勒的血液中。

1948 年 1 月 13 日，桑德勒回院复诊，这是他 2 个月内第一次自己走进诊所。他的脾脏和肝脏已经大幅缩小，出血已经停止，他的胃口已经"大开"，仿佛想补上 6 个月以来错失的美味。到了 2 月，法伯注意到孩子的灵敏性、营养和活动量都已和他的双胞胎兄弟不相上下了。在短短 1 个月左右的时间里，桑德勒似乎又变得和埃利奥特一模一样了。

桑德勒的病情出现缓解，这种现象在白血病的历史上前所未有，法伯随即开展了一系列忙碌的治疗工作。1948 年初冬，更多的孩子来到了他的诊所：其中有喉咙痛的 3 岁男孩、头部和颈部有硬块的 2 岁半女孩等。他们最终都被诊断为儿童急性淋巴细胞白血病。

但医院认为白血病病房的气氛过于激进、太过冒险，不利于医学教育，因此决定从白血病化疗病房里撤出所有儿科实习医生。这一决定让法伯小组陷入了"孤军奋战"的困境。

三、一间临时诊室

法伯把靠近卫生间的一间病房的里屋改造成了一间临时诊室。他原本不多的助手也被安置在了病理科空置的里屋、楼梯井、办公室。法伯的助手们甚至要自己削尖骨髓针，这种古老过时的做法犹如让外科手术师自己在磨刀石上磨刀。但法伯和他的助手们依然注重细节，一丝不苟地跟踪记录患者的病情。每一次血细胞计数，每一次输血，每一次发热，他们都要详细记录。如果能战胜白血病，那么法伯希望能为后人记录下这场战役中的每一分钟，即使没人愿意亲眼见证。

1948 年的冬天凛冽阴沉，奇寒降临波士顿。雪灾暴发，令法伯的诊所陷入停顿。朗伍德大街狭窄的柏油路上堆满了泥泞的雨雪；地下室通道中，即使在秋天也暖意不足，而现在更是冰冻彻骨。每天注射叶酸拮抗剂已不可能，法伯团队只好退而求其次，每周实施 3 次注射。2 月，风雪减弱，他们又开始恢复日常注射。

四、叶酸拮抗剂

"法伯能治疗儿童白血病"的消息不胫而走，于是有越来越多的儿童前来求诊。叶酸拮抗剂可以促进白血病细胞计数的下降，有时甚至会令它们完全消失，至少暂时如此。在治疗后还有像桑德勒那样显著缓解的病例：两个男孩通过氨基喋呤的治疗，可以返校读书；另一名曾卧床 7 个月的 2 岁半女孩，也能做游戏和到处跑动了。血液恢复正常，几乎让孩子们恢复了稍纵即逝的正常童年生活。

但是同样的宿命仍然无法摆脱：癌症在缓解几个月后，仍会不可避免地复发，即便最强大的药物也无能为力。这些白血病细胞会重返骨髓，然后迸发出来，进入血液，即使是最活跃的叶酸拮抗剂，也不能遏制它们的增长。桑德勒用药后几个月里病情曾有好转，但仍于 1948 年病逝。

然而即便只是暂时的缓解，它仍然是真正的缓解，极具历史意义。到 1948 年 4 月，法伯的治疗小组掌握了足够的数据可以在《新英格兰医学期刊》（*New England Journal of Medicine*）上发表一篇初步的医学报告。该小组已治疗了 16 例患儿，其中 10 例有疗效。有 5 名儿童（约 1/3 的初始群体）在确诊后的 4 个月，甚至 6 个月内，仍然存活。对白血病来说，6 个月的生存期在当时几乎相当于永恒。

法伯的论文于 1948 年 6 月 3 日发表，有 7 页篇幅，挤满了表格、数字、显微镜照片、实验室量值和血细胞计数，论文的文字刻板僵硬、端正而不带感情，科学性极强。然而，它像所有伟大的医学论文一样引人入胜，像所有的杰出小说一样历久弥新。如今读来，当时的情境仿佛历历在目：波士顿诊所忙乱的日子里，患者命悬一线，法伯和助手们忙不迭地为治疗这种一闪即逝又不时复发的可怕疾病寻找新药。这个故事情节起伏，有开端，有发展，不幸的是，也有结局。

一位科学家回忆说，当时医学界对这篇论文的反应是"怀疑、不相信和愤怒"。但是对法伯来说，他的研究提供了诱人的消息：癌症，即使是最恶性的一种，都可以用一种药物、一种化学药品治疗。在1947年到1948年之间的6个月里，法伯看见一扇门开启了，虽然时间短暂，但是门内充满了诱惑。只是随后，门再次紧闭。然而他通过门廊瞥见了一种灿烂辉煌的可能性。通过积极的化学药物治疗，令一种侵略性的全身性肿瘤消失，这绝对是癌症历史上前所未有的先例。

五、抗癌之战

1948年法伯成立"儿童癌症研究基金会"，通过患白血病的儿童吉米的故事，引起了全社会对白血病的关注，募资4.5万美元，并建立了自己的医院，把童话世界搬到了白血病医院。1973年3月30日，69岁的法伯在办公室工作时，因心脏病突发，永远地离开了我们。

思考题

（1）儿童白血病是传染病吗？以你现有的临床知识和生活经验，你认为可能造成儿童白血病的病因有哪些？

（2）儿童白血病通过治疗能治愈吗？患儿能够像正常人一样活着吗？

（3）面对"谈癌色变"的患儿亲属，你应该如何开导他们？

本素材思政目标及解读

本素材故事主要介绍了现代化疗之父西德尼·法伯与白血病做斗争的故事，

将此作为儿童白血病这节内容的思政元素，以期培养同学们的科学素养和人文素养。其主要包括以下两方面的内容。

一是通过讲述法伯在"抗癌之路"上努力寻求新药，以期能够使疾病获得缓解甚至治愈、让白血病儿童恢复正常人的生活的决心，告诉我们，作为一名医生，在棘手的疾病面前，要具备勇于探索的科学精神，要执着追求、刻苦钻研、孜孜不倦，遇到挫折不要轻言放弃。

二是法伯在这场战役中，除了做保障患儿健康的举动外，亦从临床医生转变成为癌症研究的倡导者。他成立基金会，让癌症从"地下暗室"浮现到了公众"聚光灯"下，改变了癌症治疗史的轨迹。这给我们带来了启发：不仅要实现在科学层面上的转变，还需要实现在政治层面上的转变。

如今，我们国家在儿童白血病的救助管理工作上取得一定的进展，进一步提高了儿童白血病规范化诊疗水平，体现了政府的民生温度与为民情怀。作为医学生，应当全心全意为人民服务，助健康之完美。

与专业内容的融合点

通过对素材的学习，增强医学生对儿童白血病专业内容的理解。其与专业内容的融合点主要表现在以下方面。

（1）儿童白血病是一种恶性血液系统疾病，系由于白血病细胞过度增生，浸润到组织和器官，从而引起一系列临床症状，包括发热、贫血、出血等。

（2）儿童白血病根据增生的白细胞种类不同进行分类，其中急性淋巴细胞白血病最为常见。

（3）儿童白血病的治疗是以化疗为主的综合治疗。

（4）儿童白血病并不是不治之症，通过治疗，部分儿童可获得长期无病生存。

因此，此素材故事可以感染学生，激发学生对临床研究的兴趣，引导医学生形成以临床问题为导向的科研思路，拥有执着追求的科学精神。

教学方法

本章节不是教学大纲所规定的讲授内容，但在《内科学》中有讲授。因此，本章节课程内容作为拓展学习，采用"课后拓展阅读＋讨论"模式融入课程思政元素。即应用提出问题和展示照片的形式唤起学生的好奇，以西德尼·法伯的故事介绍激发同学们学习本章节内容的兴趣，结合思考题，基于"超星""中国大学慕课"等现代教学平台开展师生互动和生生互动，并融入思政元素。

参考资料

· 《众病之王：癌症传》（作者：悉达多·穆克吉）

（林嘉乐）

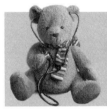

癫痫病因有多样，遗传代谢别漏掉
《儿科学》第十四章第二节
"癫痫"教学中的思政设计

▌素材故事

以癫痫发作为首发症状的婴儿的诊治过程

一、患儿的基本资料

患儿，男，5个月，以"反复抽搐伴呕吐半个月，加重1周"为主诉于2015年3月31日入院。入院前半个月出现抽搐，表现为头向右偏，双眼向右凝视，口角抽动伴流涎，无四肢强直抖动，无面色发绀，持续1~2分钟可自行缓解，缓解后精神倦怠，每日发作1~2次。伴呕吐胃内容物，进食即吐，就诊于当地诊所，无好转。1周前抽搐次数增加，每日发作10余次，反应差，哭声变小，仍有呕吐，转诊我院住院治疗。

生长发育史：反应差，双手不会主动取物，不会抬头，不会翻身，难以逗笑。

家族史：父母健在，有一个哥哥，1岁9个月，体健，家族中无抽搐病史。

入院体格检查：反应差，肤白，体重6千克，头围38.5厘米，前囟平软，面颊稍松弛，发根部颜色略浅且稍卷曲，心肺听诊无异常。腹平软，四肢活动尚可，肌张力低下。

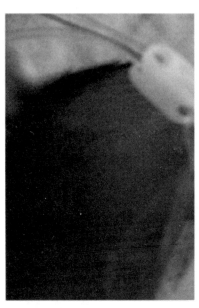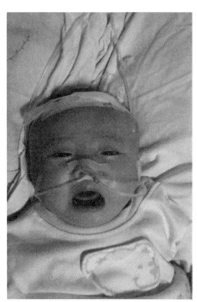

二、患儿的诊治过程

患儿入院后，我们首先要总结他的临床特点（请学生参与讨论）：出生后4月余起病，表现为反复抽搐伴有呕吐，病情进行性加重。目前发育迟缓，5个月不会抬头，不会翻身，难以逗笑，头围偏小，肌张力低下。肤白，面颊稍松弛，发根部颜色略浅且稍卷曲，肌张力低下。（此时可让学生讨论患儿下一步要进行哪些辅助检查）

在完善辅助检查后，我们发现患儿铜蓝蛋白为 31.3mg/L，血氨为 54.0μmol/L，血乳酸为 6.95mmol/L。这样的结果要考虑什么问题（请学生参与讨论）？血清铜蓝蛋白明显下降，很有诊断提示价值，由此可引入门克斯病。进一步完善的头颅磁共振成像（MRI）、磁共振血管成像（MRA），视频脑电图证实了临床判断。

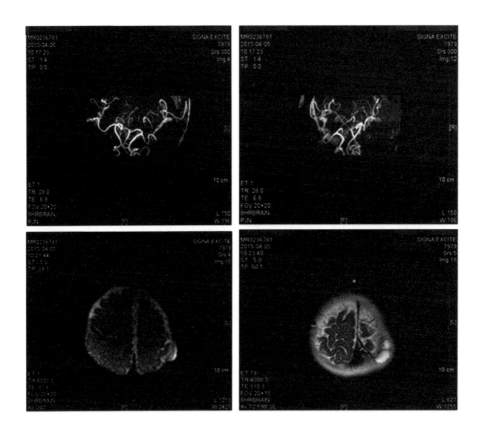

我们告知家长患儿临床考虑门克斯病，并告知门克斯病是罕见的遗传代谢病，是铜代谢障碍引起的进行性神经变性疾病，发病率约为（1：100000）~（1：300000），病程发展迅速，常在发病后半年至1年内死亡，存活到2~3岁者极少。家长情绪非常激动，表示无法接受。他的疑问是：家族里并没有类似抽搐病史，怎么孩子会有这么严重的遗传代谢病？这时候临床医生应该怎么做？（请学生参与讨论）

这时候，我们可以进行如下的工作。

（1）画出 X 连锁隐性遗传病图谱，帮助家长理解这一类的疾病，是可以没有家族史的，因为家长可能只是携带者。

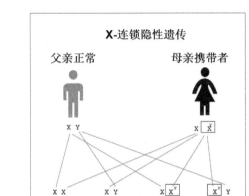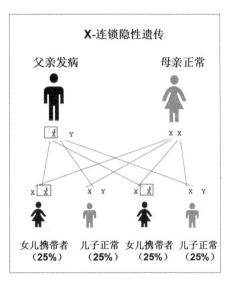

（2）告知家长在资讯如此发达的年代，可以借助网络工具多了解这个疾病，客观认识后有充分的心理预期。

（3）充分与家长沟通病情后，建议规范抗癫痫治疗。

（4）动员其进一步做 ATP7A 基因检测，只有先症者明确基因诊断，才有助于下一胎产前诊断，避免家庭悲剧再次发生。

家长了解本病后，情绪逐渐平复，并接受医生建议，完善基因检测。我们为其联系了具有产前诊断资质的医生指导下一胎产前诊断，家长表示感谢。

癫痫是小儿神经专科常见的慢性疾病。癫痫的病因复杂，其中遗传代谢病是儿童癫痫的常见病因。而大部分遗传代谢病常为罕见病，目前多无有效根治手段。当遇到此类疾病时，作为当代的医学生，除要有扎实的理论知识和精湛的临床技术外，我们还要善于和家长有效沟通，为他们提供必要的专业帮助，

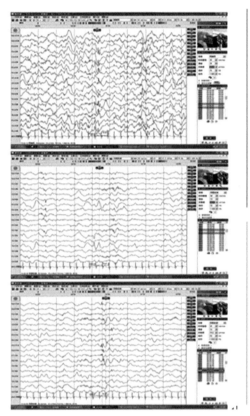

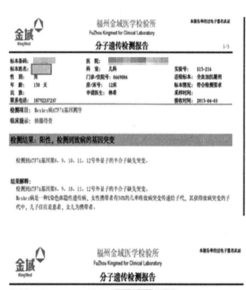

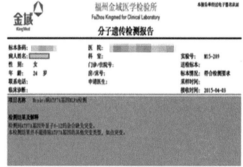

成为一名有能力、有担当的临床医生。

思考题

（1）针对病史、体征，如何能想到癫痫的病因可能是遗传代谢病？

（2）为什么遗传病没有家族史？

（3）遇到目前无法治愈的遗传代谢病患儿，你该如何和家长有效沟通？

本素材思政目标及解读

本素材故事主要介绍了一位以癫痫发作为首发症状的婴儿，临床医生如何抽丝剥茧，发现其背后的病因，并有效和家长沟通，指导下一胎产前诊断，避免家庭悲剧再次发生。旨在培养学生建立癫痫病因分类的临床思维，明确遗传病并非都有家族史，培养医学生同情心、同理心，使学生理解医患沟通的重要性。

结合思考题：当我们在临床工作中遇到情绪激动的家长时，应该怎么做，是逃避还是主动沟通？对于目前尚无有效治疗手段的遗传代谢病，医生应如何为家长提供专业帮助？

与专业内容的融合点

通过对这一病例的学习，增加学生对专业内容的理解。其与专业内容的融合点主要表现在以下方面。

（1）癫痫的病因分析。

（2）遗传代谢是儿童癫痫的重要病因，不要遗漏。

素材故事与教学目标相呼应，在学生掌握教学目标要求的同时，贯穿思政教育。

教学方法

此素材以讲授和讨论为主要教学形式。提供病例后，讲师可应用提问的形式启发学生思考癫痫的各种病因，引出遗传代谢是儿童癫痫的重要病因之一。学生可以通过这一罕见病病例，加强对癫痫病因尤其是遗传代谢性病因的学习。在帮助学生理解记忆专业内容的同时，进一步加强思政教育，培养学生医患沟通的能力和意识，培养学生的同情心、同理心。

（林希）

青霉素的发现——人类抗生素发展历史上的里程碑
《儿科学》第十四章第四节
"急性细菌性脑膜炎"教学中的思政设计

素材故事

青霉素的发现

青霉素（Penicillin）又被称为青霉素 G、Peillin G、盘尼西林、配尼西林、青霉素钠、苄青霉素钠、青霉素钾、苄青霉素钾。青霉素是抗菌素的一种，是指分子中含有青霉烷、能破坏细菌的细胞壁并在细菌细胞的繁殖期起杀菌作用的一类抗生素，是由青霉菌中提炼出的抗生素。青霉素属于 β- 内酰胺类抗生素（β-lactams），β- 内酰胺类抗生素包括青霉素、头孢菌素、碳青霉烯类、单环类、头霉素类等。青霉素是很常用的抗菌药品，但每次使用前必须做皮试，以防过敏。青霉素是人类历史上发现的第一种抗生素，且应用非常广泛。

一、青霉素发现简史

早在唐朝时，长安城的裁缝就会把长有绿毛的糨糊涂在被剪刀划破的手指上来帮助伤口愈合，因为绿毛产生的物质（青霉素菌）有杀菌的作用。这就是人们最早使用的青霉素。

20 世纪 40 年代以前，人类一直未能掌握一种能高效治疗细菌性感染且副作用小的药物。当时若有人患了肺结核，那么就意味着他不久后就会离开人世。为了改变这种局面，科研人员进行了长期探索，然而在这方面所取得的突破性进展却源自一个意外发现。

1928 年，英国细菌学家亚历山大·弗莱明首先发现了世界上第一种抗生素——青霉素，这次发现缘于一次幸运的过失。

1929 年，弗莱明发表了他的研究成果，遗憾的是，这篇论文发表后一直没有受到科学界的重视。在用显微镜观察培养皿时弗莱明发现，霉菌周围的葡萄球菌菌落已被溶解。这意味着霉菌的某种分泌物能抑制葡萄球菌。此后的鉴定表明，上述霉菌为点青霉菌，因此弗莱明将其分泌的抑菌物质称为青霉素。

弗莱明在论文中提到青霉素可能是一种抗生素，仅此而已。他没有开展观察青霉素治疗效果的系统试验。他给健康的兔子和老鼠都注射过细菌培养液的过滤液进行青霉素的毒性试验，但从未给患病的动物注射过。如果当时他做了这方面的试验，这种"神奇药物"很可能会提早 10 年问世。

其实，弗莱明并不是第一个发现霉菌的抗菌作用的人。1870 年，同样在圣玛丽医院工作的博登·桑德斯已观察到在被霉菌污染的培养液中细菌无法生长。受博登·桑德斯的启发，英国外科医生、外科防腐技术的发明者李斯特对此做了进一步研究，发现被青霉污染的尿液会抑制细菌的生长。1875 年，英国著名物理家丁铎尔向伦敦皇家学会报告说，青霉会杀死细菌。1877 年，法国著名微生物家巴斯德及其同事发现霉菌会抑制尿液中的炭疽杆菌的生长。1897 年，23 岁的法国医学生恩斯特·杜彻斯尼完成其博士论文，报告说青霉能完全清除培养基中的大肠杆菌，并证明青霉能防止被注射了伤寒杆菌的动物得伤寒，但是这项研究被忽视了。1920年，比利时人安德烈·格拉提亚和莎拉·达斯在法国巴斯德研究所工作时发表论文报告说感染了青霉的葡萄球菌培养基中，葡萄球菌的生长被抑制了，但这篇论文也未引起注意。

由于当时技术不够先进，认识不够深刻，弗莱明并没有把青霉素单独分离出来。他一直未能找到提取高纯度青霉素的方法，于是将青霉菌菌株一代代地培养，并于1939年将菌种提供给准备系统研究青霉素的英国病理学家弗洛里和生物化学家钱恩。

二、分离提纯过程

弗莱明不看好青霉素作为药物的用途，因为他发现青霉素很难成批生产，更难被纯化，如果口服的话不能被人体吸收，注射的话，只过几个小时就从尿液排泄出去了，还来不及在体内发挥抗菌作用。这些都表明青霉素不会是个实用的药物。在20世纪30年代，弗莱明虽然继续在实验室生产青霉素和向其他实验室推广青霉素，但是主要是从细菌学研究的角度，把它作为帮助研发疫苗的工具来用（由于青霉素只是抑制某些种类的细菌的生长，就可以用它来帮助分离、纯化不受其影响的其他种类的细菌）。虽然弗莱明在发现青霉素后继续关注抗菌药物的开发，但是从1934年起他便停止了青霉素的研究，将研究对象转向德国人新发现的磺胺药物了。

另外两位科学家——弗洛里和钱恩，从这个已被人遗忘的发现中找到了有治疗效果的霉菌，证明了青霉素的功效，并把这项技术奉献给人类，从此开创了抗生素时代。1938年，德国化学家钱恩在旧书堆里看到了弗莱明的那篇论文，于是开始做提纯实验。弗洛里和钱恩在1940年用青霉素重新做了实验。他们给

8 只小鼠注射了致死剂量的链球菌，然后给其中的 4 只用青霉素治疗。几个小时内，只有那 4 只用青霉素治疗过的小鼠还健康活着。此后一系列临床试验证实了青霉素对链球菌、白喉杆菌等多种细菌感染的疗效。青霉素之所以能既杀死病菌，又不损害人体细胞，原因在于青霉素所含的青霉烷能使病菌细胞壁的合成发生障碍，导致病菌溶解死亡，而人和动物的细胞则没有细胞壁。1940 年冬，钱恩提炼出了一点点青霉素，这虽然是一个重大突破，但离临床应用还差得很远。1941 年，青霉素提纯的"接力棒"传到了澳大利亚病理学家弗洛里的手中。在美国军方的协助下，弗洛里在飞行员外出执行任务时从各国机场带回来的泥土中分离出菌种，使青霉素的产量从每立方厘米 2 单位提高到了 40 单位。1941 年前后，弗洛里与钱恩实现了对青霉素的分离与纯化，并发现其对传染病的疗效，但是青霉素会使个别人发生过敏反应，所以在应用前必须做皮试。所用的抗生素大多数是从微生物培养液中提取的，有些抗生素已能人工合成。由于不同种类的抗生素的化学成分不一，因此它们对微生物的作用机理也很不相同，有些抑制蛋白质的合成，有些抑制核酸的合成，有些则抑制细胞壁的合成。

通过一段时间的紧张实验，弗洛里、钱恩终于用冷冻干燥法提取了青霉素晶体。之后，弗洛里在一种甜瓜上发现了可供大量提取青霉素的霉菌，并用玉米粉调制出了相应的培养液。在这些研究成果的推动下，美国制药企业于 1942 年开始对青霉素进行大批量生产。到了 1943 年，制药公司已经发现了批量生产青霉素的方法。当时英国和美国正在和纳粹德国交战，这种新的药物对控制伤口感染非常有效。

1943 年 10 月，弗洛里和美国军方签订了首批青霉素生产合同。青霉素在第二次世界大战末期横空出世，迅速扭转了战局。战后，青霉素更得到了广泛应用，拯救了千万人的生命。到 1944 年，青霉素的供应已经足够治疗第二次世界大战期间所有参战的盟军士兵。1945 年，弗莱明、弗洛里和钱恩因"发现青霉素及其临床效用"这项伟大发明而共同荣获了诺贝尔生理学或医学奖。另外，一般人都只知道弗莱明发现了青霉素，不知道青霉素能从实验室走向临床，变成救人无数的良药，主要得归功于钱恩和弗洛里。而一些对青霉素的发现史有更多了解的人，则反过来贬低弗莱明的发现，认为他不过是重新发现了以前已有多人发现的现象而已，甚至有的人认为他不该得诺贝尔奖。然而，在弗莱明之前虽然有多人注意到了青霉能抑制细菌的生长，但是他们没有一个人像弗莱明那样做进一步的研究，更没有一个人像弗莱明那样确定了这个特殊的现象是由于青霉分泌的某种物质所致。所以，弗莱明虽然不是青霉抗菌现象的发现者，但是作为青霉素的发现者却是当之无愧的。

三、应用

青霉素是第一个应用于临床的抗生素，是一种高效、低毒、应用广泛的重要抗生素。它的研制成功大大增强了人类抵抗细菌性感染的能力，带动了抗生素家族的诞生。它的出现开创了用抗生素治疗疾病的新纪元。通过数十年的完善，青霉素针剂和口服青霉素已能治疗肺炎、肺结核、脑膜炎、心内膜炎、白喉、炭疽等感染性疾病。继青霉素之后，链霉素、氯霉素、土霉素、四环素等抗生素的不断出现，进一步增强了人类治疗感染性疾病的能力。

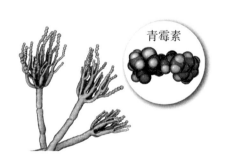

青霉素

1944 年 9 月 5 日，中国第一批国产青霉素诞生，揭开了中国生产抗生素的历史。到 2001 年，中国的青霉素年产量已居世界首位。

病例分析

患儿，女，1 岁。因"发热 8 天"入院。发热同时伴有呕吐、精神萎靡。入院查体见前囟隆起，炎症指标明显升高，完善脑脊液常规结果如下：白细胞 830×10^6/L，多核细胞 68%，红细胞 14×10^6/L。脑脊液生化：糖 2.1mmol/L，蛋白 651mg/L，氯化物 123mmol/L，同步血糖 5.3mmol/L。

诊断：细菌性脑膜炎。

治疗：万古霉素联合美罗培南。

效果：临床症状无改善，仍反复发热。

分析："万古霉素 + 美罗培南"抗感染几乎所向披靡。而且中枢神经系统感染比较重，用覆盖面广的"万古霉素 + 美罗培南"一般可以迅速抑制病情。为什么这次没有效果了？是抗菌药无效，还是根本不是感染？

脑脊液培养结果：嗜麦芽窄食单胞菌感染。根据培养结果，换用药敏敏感的头孢他啶针联用万古霉素继续治疗。4 天后，患儿发热症状消失，14 天后复查脑脊液生化指标恢复正常。

思考：为什么"万古霉素 + 美罗培南"治疗无效？

嗜麦芽窄食单胞菌对美罗培南天然耐药，而万古霉素主要覆盖革兰氏阳性菌，所以治疗无效。换上对该菌敏感的头孢他啶针，成功控制了患儿的颅内感染。

本素材思政目标及解读

通过思政教育培养学生的科学素养及人文素养。

青霉素的发现到临床治疗经历了很长的时间，弗莱明对偶然的发现并没有视而不见，而是提出假设并去验证它，最后进行总结，此后经过了几代科学家的不断探索、开拓进取，最终青霉素应用于临床上，造福于人类。本素材让学生们看到科学的成功历程是漫长的，科学的道路上没有捷径，科学探究需要敏锐观察、不懈努力及团队合作。以此培养学生善于观察、乐于思考、坚定信念及不懈努力的科学精神。通过对临床病例的分析，培养学生们勤于学习、善于思考、勇于探索的学习精神，激励学生不断追求新层次、新高度，积累经验，更好地服务临床。

与专业内容的融合点

通过对本素材的学习，增强医学生对急性细菌性脑炎专业内容的理解，其与专业内容的融合点主要表现在以下方面。

（1）急性细菌性脑膜炎的治疗以抗生素为主。

（2）病原菌明确后，应参照细菌药物敏感试验结果选用抗生素。

教学方法

（1）导入：讲授素材前，学生已经预习了急性细菌性脑膜炎的相关知识，包括它的治疗，而抗生素的使用是其中最重要的治疗方法，由此引出本章节的素材故事。

（2）展开：青霉素的发现源于偶然，过程艰辛而曲折。经过几代人的不懈努力，青霉素最终成功运用于临床，奠定了人类治疗细菌病原疾病的基石。为表彰弗莱明、弗洛里和钱恩这三位科学家所作出的贡献，1945 年他们被授予了诺贝尔生理学或医学奖。

（3）总结：通过这样一个小故事，让学生们更加深刻认识到青霉素的重要性，同时启发学生们用科学思维方式，运用科学知识，进行科学实践。不仅让学生们学习到专业知识，并且将思政元素润物细无声地融入课堂中，培养了学生们的科学素养。

（4）延展：最后通过临床病例分析，将书本专业知识引申到临床工作中，指导医学生们如何对急性细菌性脑炎的患儿进行抗生素的选择。

参考资料

参考文献

［1］刘朝晖.发现青霉素：人类抗菌史从此改变［J］.新民周刊，2020（35）：72-73.

［2］佚名.弗莱明的故事［J］.中国科技奖励，2020（2）：77-78.

其他参考资料

病例来源：https://www.dxy.cn/bbs/newweb/post/44030241

（马碧泓）

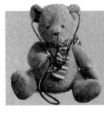

康复的家庭
《儿科学》第十四章第六节
"脑性瘫痪"教学中的思政设计

素材故事

康复的家庭

大江健三郎是一名日本作家，也是 1994 年诺贝尔文学奖获得者。大江的第一个孩子，出生时患有严重的脑部畸形，虽然手术后孩子活了下来，却留下了无法治愈的后遗症——脑性瘫痪。但大江却从未放弃，把儿子大江光培养成了举世闻名的作曲家。而大江通过写自己的经历，给世人传达生活的智慧。以下是大江的作品《康复的家庭》片段节选。

一、痛苦的样子

长子出生的时候，脑部发育不正常，经过畸形矫正手术后又开始出现癫痫病等新问题。每次发病，医生都如亲人一样尽心治疗。我的家庭有幸结识一位医生，名叫森安信雄，如今已经去世。我以后还要详细回忆与森安先生的交往，但在我的心里，他首先是一个"文化问题"。人生即相逢，从而学到各种各样的"人类文化"。按照这个理解方式，我把自己认为重要的事情都作为"文化问题"加以把握。森安先生使我懂得了医生这个职业是一个什么样的"文化问题"。

二、慎直的幽默

长子光出生的时候被发现头盖骨有缺陷，医生把长在外面的瘤子一样的东西切除下来以后，再用塑料板修复缺陷部分，经过这些手术以后，光才算真正在这个世界上活下来。我已经多次写过，为光做手术，并且在手术以后长期定期检查、一直鼓励光勇敢生活的是日本大学附属板桥医院的脑外科医生森安信雄博士。受到森安医生治疗和鼓励的不仅仅是长子光一个人。他对于我们全家来说，还是心灵上的医生。

几年前森安先生去世以后，他的夫人给我寄来三页日记复印件。与学者、作家的日记不同，他的日记本的格式十分实用，字体认真工整，风格长年不变，彰显着他的性格。夫人寄来的日记复印件记述着我和光的事情，这大概是夫人在先生去世之后细心阅读他的日记时发现的吧！

第一页有很多记述，其中涉及我的只有一行：

年轻的作家经过犹豫和迟疑之后，终于下决心同意儿子动手术。

我对没有流露任何感情和感想的这一句话感到吃惊。不动手术，光就无法生存。年轻的父亲在一段时间里对动手术犹豫不决——这些事实记载在森安先生的日记里。我经常想，仅仅是这个事实，如果存在超越人类的东西，我在它面前就无法抬起头来。但是，犹豫不决后的断然决定甚至使我产生自己再生的感觉。

我的描写光的作品《新人哟，醒来吧》获得文学奖，日记第2页记载着森安先生参加颁奖仪式当天的感想，其中记录了我说的一句话："我说过，是妻子和给我的儿子做手术的森安博士一直支撑着我和儿子。"

森安先生写下了这样的感想：

余亦关照光君二十年，虽远不及大江先生系念光君之情，然读其各种作品、评论，知其心情与医生多有共通之处。余向大江夫妇、光君表示衷心的祝贺。

森安信雄先生这样的医学专家评论我的作品，是我终生的荣幸。然而第二年，先生就病倒了。我闻讯大为震惊，也不管能否见得到，立即赶往医院。第3页上先生当天的日记是这样记述的：

大江先生来探视。由门诊的菅原医生领来。看来他甚为我担心。他说光大概也很高兴见到他来探望我。我说自己在6月休息一个月，因为挂念光君病情，以后会打电话了解他的情况。于是他放下心来。给我一本新著《阅读渡边一夫》离去。我打算在暑假好好阅读此书。

门诊肯定还有许多患者等我看病。我心里着急，希望早日恢复健康，给患者治病。作为一个受到患者信任的医生，具有这种自觉性。这大概是长期在我的身心里自然形成的吧。反躬自省，今后应更加努力，精益求精。

森安先生的确是一位慎直的人。我陪长子一起去先生的医院就诊时，长子兴高采烈，他的言行逗得先生经常笑起来（光原本就有幽默之处，知道幽默的效果，也有让先生高兴的意思）。但是，先生对于一旁的我总显得冷冰冰的样子。先生去世以后，我从他的日记里才知道先生不仅对我的长子，而且对我也十分关怀。先生对待我的长子的态度里洋溢着自然而高雅的幽默……

三、同情

坦率地把这些写出来，需要勇气——一种近似悲哀的勇气。家里人，尤其是我，有时候实在按捺不住对残疾儿子的火气，而且现在还是如此。

于是我想到医生、护士对病人的气恼以及他们的忍耐，想到康复中心的理疗医生、心理医生对患者的气恼以及他们的忍耐。我也不由自主地想到自己，我也很快就要进入老年，知道自己的脾气十分任性，到时候给家人和护士带来麻烦，结果惹得他们对自己生气……

光在五六岁的时候，身高体重超过同龄孩子的平均值，但智力还不及三岁幼童。带他出去，往往会莫名其妙地突然停下来，有时也会一股劲地往自己想去的地方走。我拉着他的手，肩膀到腰部常常感觉到他的很大的力气。

有一天，因为在家里和妻子闹了点小矛盾，我情绪不大愉快，便带着光去了涩谷的百货商场。百货商场的六层还是七层，有一条连接新馆和旧馆的通道。我正想穿过旧馆的体育用品部时，光又突然改变方向——他进百货商场以后已经好几次这样了。我简直想发作，但还是强忍着，告诉他一直往前走。但是光置若罔闻，依然朝自己的方向走去。

现在我还清楚地记得，当时突然从心底冒出一种不可思议的、不负责任的冲动——这种冲动无疑是出于对倔强固执的儿子的气恼。我一下子松开牵着光的手，自己到新馆买完东西，又在新书专柜前呆了一会儿，才回到刚才的地方。自然儿子已经不知去向了。

这个时候，我非常惊惶失措，赶紧到百货商场的广播站，要求广播寻找迷失的孩子。广播员虽然开始广播，但是光意识不到自己就是走失的孩子。我听着广播，一筹莫展，不知如何是好。我只好到处乱找，不仅在新馆旧馆的同一层，而且还在上面和下面一层着急地四处寻找。大约找了 2 个小时，还是没有找着，我只好给家里打电话，也顾不得妻子担惊受怕了。

　　我跑得筋疲力尽，站在新馆楼梯平台上歇脚，目光茫然地望着窗外。一会儿，透过模糊的玻璃窗，我看见一个个子很矮、像狗一样的东西正在旧馆的楼梯上慢慢地却是拼命地爬动。我急忙跑到连接新馆旧馆通道的那一层，从对面的楼梯下去，只见光严严实实地戴着红色毛线帽，身穿棉布连身服，正两手撑在地面上，顺着楼梯爬上来。光运动得满脸通红，肥胖的脸颊油光闪亮，只是瞧我一眼，并没有流露出什么特别的情绪。但是，在回家的电车里，他一直紧紧抓住我的手⋯⋯

　　那一天，要是没有找到光，也许他会从楼梯平台上掉下去，也许他会趴在滚梯上，双手被夹住⋯⋯我好几次想到这里，都觉得后怕。要是那样的话，我出于一时气恼，导致残疾儿子的死亡，作为父亲，恐怕一辈子都无法从犯罪意识中解脱出来吧。更不用说我的家庭大概也会因此而破碎。

　　四、哪个家庭都一样

　　今年妻子生日的时候，家里人按照惯例都写贺卡表示祝贺。我当时为了评选文学奖事宜，正在阅读森亮翻译的十七世纪英国诗人赫立克的作品，从中感受到喜悦欢愉的心情。便抄下他的诗送给妻子：

　　幸运悄悄地来到我们的屋顶，

　　如同无声无息的积雪和夜露。

　　这幸运并非突然降临，

　　正如阳光照在树上的时候，

　　光线的感觉在树枝上慢慢扩展。

　　我们家，别人的家，大体都是如此——经验告诉我，似乎每个家庭都这么想，也许更加明显一点。我本来想这么写："尽管生活千辛万苦，但如果把家庭成员比作一棵树上的树枝，太阳光会不知不觉地照射到每个人的身上。而根干也许会强烈反应，这是妻子不屈不挠的性格的表现……"但是由于多年来保持着赠送贺卡的习惯，我就只引用了赫立克的上述四句诗表示祝贺。

但是，看了残疾的长子写在贺卡上的这一段话，我和妻子都大吃一惊：

妈妈，祝您生日快乐。今年五十六岁的人好像在逐渐增加。请多保重身体，不要感冒。我不会写很大。我的文章不太好。

每天，我喜欢傍晚。因为端来晚饭。哪个家庭都一样。说是傍晚，其实就是五点。

每周星期三，就去牙科医生那里，我会注意的。我不太害怕。

从性格上说，光是一个十分认真的人——他对我表现出明显的生气，一般都是因为我对他开玩笑有点过火，从幼年时期就是如此。他为了使自己说话或写的文章具有幽默感，往往会刻意追求（虽然其中也有无意识的风趣）。

因为写贺卡是在年初，他想今年肯定还有许多人和母亲一样过五十六岁生日。的确是这样。但是每天也都有人进入五十七岁，他装作没有意识到的样子。这显然是光想制造的幽默——"今年五十六岁的人好像在逐渐增加"。

每周星期三坐电车去牙科医院看牙，这是光的现实生活。他小时候就牙齿不整齐，刷牙不干净，所以牙齿经常出现问题。他还曾经全身麻醉后同时拔去几颗牙。那次我也非常紧张，不亚于他出生以后不久做头盖骨手术的情景，一直坐在候诊室里等待。

进入青春期以后，光开始患癫痫病。由于连续服用抗癫痫剂，副作用日益明显，他牙龈红肿，出现草莓状的红包。因此，他不敢用牙刷刷牙，大部分牙齿开始松晃，口臭也越发厉害。

但是，自从妻子带着光去位于梅之丘的牙科医师会牙科中心就诊以后，在牙科卫生员极其细心周到的指导下，他的牙龈状况明显好转。对于家有残疾儿的母亲来说，牙科中心无异于救命恩人。我在一旁看着光每天晚上使用各种形状和不同功能的牙刷刷牙时，不由得感受到母子俩付出的努力……

牙龈状况好转以后，下一步就是由专职医生拔牙和安装假牙——光的牙齿治疗已经进入了这个阶段。其实今天下午我就要陪光去医院，医生预先告诉我说这次治疗需要相当长的时间，于是我一大早就开始工作，想赶在去医院之前把草稿写出来。光本人好像也很担心，但是他大概为了让母亲放心，故意写道"我不太害怕"。

思考题

（1）当你面对一名严重的脑瘫患儿时，你会劝家属放弃治疗吗？

（2）当脑瘫患儿家属在治疗过程中，几近崩溃想要放弃时，你会怎么做？

本素材思政目标及解读

本素材故事主要介绍了日本诺贝尔文学奖获得者大江健三郎与脑瘫儿子大江光之间的故事。将此作为脑性瘫痪这节内容的思政元素，以期培养儿科医学生的科学素养和人文素养。其主要包括以下两方面的内容。

（1）通过大江健三郎及儿子大江光与森安医生的交往互动，映射医生与患者之间相互信任的关系。让学生认识到，作为儿科医生，不仅需要专业的知识医治患儿身体疾病，还要以仁爱之心医治患儿的心灵。

（2）通过了解大江健三郎与大江光的日常生活，让医学生看到，脑瘫作为一种慢性疾病，家庭的康复治疗与医院的康复治疗同样重要。作为医生，不仅要关注患儿院内救治，更要深入了解患者家庭，植入家庭康复的理念。

与专业内容的融合点

通过对素材故事的学习，增强医学生对脑性瘫痪专业内容的理解。其与专业内容的融合点主要表现在以下方面。

（1）出生后脑损伤是脑性瘫痪的病因之一。

（2）脑性瘫痪的临床表现主要为运动发育落后、瘫痪肢体主动运动减少、肌张力异常等。

（3）脑性瘫痪伴随症状可以出现智力低下。

（4）脑性瘫痪伴随疾病可以出现癫痫。

（5）脑性瘫痪的治疗需要医生指导和家庭训练相结合。

（6）脑性瘫痪并不是不治之症。

教学方法

（1）在学习本章节内容之前，将大江健三郎文学作品《康复的家庭》电子版上传供学生阅读，并提出思考题。

（2）上课时以该素材中节选片段为例进行分段剖析，分析专业知识，加强思政元素。片段"痛苦的样子"主要分析脑性瘫痪的病因，以及介绍了医生与患儿家属之间的沟通交流。片段"慎直的幽默"通过大江健三郎回忆森安医生的情景，描述森安医生是他们全家人的心灵医生，启发医学生的人文素养。片段"同情"通过讲述大江健三郎与大江光一次外出的故事，通过其中对于大江光行为的描述，让学生分析脑性瘫痪的临床表现和伴随症状，教导医学生对该类患儿应当予以足够的耐心与关爱。片段"哪个家庭都一样"描述了大江光的日常状况，传递给医学生的信息是：在医生的专业指导下，结合家庭训练，脑瘫并非不治之症，可以有很好的预后。

（3）最后，提出思考题，展开讨论，如果你是脑瘫患儿的主管医生，面对这样的患儿及家属，你会如何做。引导学生不断精进业务，加强专业知识学习，同时给予力所能及的爱心、耐心与信心。

通过该素材故事，引导学生们加深对脑性瘫痪的认识，启发学生的学习热情，让思政元素内化于心，外化于形。引导学生在未来的行医道路上，始终秉承一颗仁爱之心。让学生认识到"医身心之患，乃医者也"。

参考资料

［1］大江健三郎.康复的家庭［M］.海口：南海出版社，2004.

（马碧泓）

为健康宝宝的出生，我们需要付出多大的努力

《儿科学》第十五章第五节

"先天性甲状腺功能减退症"教学中的思政设计

| 素材故事

一位先天性甲状腺功能低下症患儿家长的经历

一位先天性甲状腺功能减退症（CH）宝宝的母亲把自己的经历写下来，希望能给有 CH 宝宝的家庭分享一些经验。全文如下。

我家宝宝于 2017 年 6 月在北京某私立医院出生，男孩，出生 2 周后经"足跟血筛查后验血 +B 超"确诊 CH，足跟血 TSH 值非常高（327），而且 B 超显示他的甲状腺基本没有发育，属于 CH 中比较严重的，很早就得到医生判断需要终生服药。从筛查到确诊到内心真正接受这个事实，我们全家人花了一年多的时间，随着孩子各方面发育稳定甚至有惊喜，我们的心情才渐渐乐观起来。

根据我家宝宝在不同阶段遇到的问题和发育进展，我将他的成长阶段粗粗分成了以下几个。

一、出生 2~4 周：病情确诊及接受期

孩子出生后的第 13 天，医院的通知电话打破了我们一家人沉浸了半月的幸

福，"先天性甲状腺功能减退症"，这个陌生的词在几天之内变得烂熟。那段时间我频繁去医院咨询，问国外的朋友，自己查各种信息……从复查到确诊，从侥幸抱有期望到接受最坏的结果，一家人一起经历着考验。现在回想起来，把我从纠结过去的悲痛和一定要找到根治方法的执念中拉出来的，是和首都医科大学附属北京儿童医院专家的第一次对话。首先，专家明确告诉我们她就代表了治疗这个病的国际水平（主要意思是治疗 CH 的国际通用手段就是激素替代，倒不是说医生医术的区别度有多高），全世界对于 CH 目前都没有根治的办法。第二，她讲到预后时，跟之前医院筛查门诊冷冰冰的"及时用药预后良好"回复口径不同。她坦诚地跟我们说，针对我们宝宝这种腺体几乎没有发育的情况，从怀孕后期胎盘老化、母体提供甲状腺激素能力下降至出生前 2 周孩子没有甲状腺激素供应的这段时间，确实会对孩子的大脑造成一些物理损伤。但是孩子的大脑潜力太大了，即使之前造成了损伤但跟宝宝的大脑潜力相比还是九牛之一毛，损伤到关键区域的概率也是很小的，所以建议父母的精力应该花在科学的早教和大脑开发上，而不是再钻牛角尖去寻求什么根治方法。这个观念既是一个科学客观的"定心丸"，又为今后的努力提供了方向，我真的很感激这位医生。这次问诊也是一个标志性的转折事件，此后，我的心理上渐渐接受了孩子可能要终身与这个病相伴，同时也立下要努力做好高质量养育的决心。从婴儿阶段开始，我坚持每天给孩子做抚触、音乐熏陶和阅读陪伴，各种关于早期启蒙和发展心理学方面的学习也一直在坚持。我越是坚持就越认可专家关于"大脑潜力"的解读，现在回看，我觉得每一份点滴的投入都是有回报的。

二、出生 5~16 周：依然痛苦和焦虑的阶段

孩子出生后 5~16 周，我的焦虑来自两方面：一是这个阶段还需要经常抽血复查，调整药量来稳定激素水平，大概每 2~4 周就要抽一次血，每次使劲儿压着孩子从头上抽静脉血，我都心如刀绞，然后再盼着这次的指标进入正常阈值，很忐忑。第二个焦虑来源，就是每个新手父母对于孩子小时候的担心，我们都要加倍，比如宝宝刚满月时有天晚上吐奶带血，我们自己排除了外摄（奶头出血）因素后十分恐慌，就医过程中医生一听说是 CH 宝宝也都格外慎重，结果阴差阳错就到了儿童医院消化科要隔离住院，要按照最严重的情况做很多很多的检查，包括胃镜、消化道造影甚至骨穿。我在儿童医院排了一天一夜的队，终于排到床位后，发现我们面临的是，要把这个刚满月的宝宝独自扔在病房，还要在他声嘶力竭的哭声中做各种各样的插管和抽血动作，我在住院楼冰冷的楼道里泣不成声，外面是我的家人坐在地上抽泣。所幸的是这件事情后来另辟蹊径解决了，但是对我们全家造成的心理影响太大了。再后来，孩子 3 个月时没有明显追听，我们也怀疑过听力问题又去做详细检查，后来所幸也是虚惊一场。现在回头看，确实是因为 CH 这个背景，我们那时候对孩子太在意也很缺乏基本的信心，心态是特别差的。CH 的典型症状和可能的后遗症都刻在脑子里，一有风吹草动都会往最坏的地方想，所以也就有了以上更多的心酸经历。

三、出生 5~15 个月：心态不再紧绷，但心里压着"大石头"的阶段

从 6 个月左右起，宝宝的甲状腺功能检查结果逐渐正常，药量也稳定下来，基本是 2~3 个月做一次复查。医生很肯定地告诉我们，甲状腺功能几个关键指标（游离 T_3、T_4）正常就意味着现在的激素水平不影响孩子正常发育，这是我

们这么久以来终于得到的安慰。但是因为孩子发育还在早期，各方面发育早晚不一，背着CH这块大石头令我在方方面面都不敢放松。比如我家宝贝7个月还坐不稳，按照"三翻六坐八爬"的规律，大动作是有点落后了。在专家的建议下，我们开始给宝宝做康复，康复机构的评估确认孩子的肌张力偏小。虽不知道是否受CH的影响，但康复训练总归是没有坏处，我们坚持每周去做2次训练，一直到宝宝15个月，能够独立行走。在康复机构里，我每次都能看到很多运动功能有障碍的宝宝，大部分是"唐氏"宝宝、脊髓炎患儿等，我家宝贝已经算是程度最轻的了。每次去那里，我的心情都很复杂，一方面看到这么多可爱又无助的小天使（包括我家宝宝）和他们蒙上阴影的家庭，心情特别难过并感到惋惜，另一方面又很感恩我们是不幸中的万幸。随着康复的进行，宝宝的能力一天天进步，我们的心情也逐渐放松了。

四、15个月至今（2岁7个月）：找回平常父母心

自从宝宝14个月开始逐渐走路，同时期语言能力开始飞速发展，基本上每天都会带给我们惊喜。1岁半以后，在孩子发育方面，我们看到的是更多的超过同龄宝贝的小进展，比如1岁半他可以背简单版的《三字经》，2岁左右会骑平衡车在公园飞驰，还有孩子受家庭氛围影响，在习惯和礼貌养成方面也很不错，身边经常都是其他家长羡慕的目光，我内心也是温暖和欣慰的。从这个阶段开始，我和家人的心态也逐渐放松下来，可以说，除了每2~3个月一次的例行抽血检查，还有偶尔因为身高发育稍低于平均值的小小焦虑，我们的心态都是很积极的。从大概18个月，宝宝开始可以从手臂抽取静脉血了，不再需要我们每次揪心地按住他的脑袋，这也算是个积极的变化。当然，在孩子成长过程中还是会有一

些小状况，比如他排斥吃药和抽血时，大人肯定会心疼和着急，但想想哪个孩子的成长又是一帆风顺的呢？希望这些经历都会成为孩子未来的财富，我们大人也把它当作养育孩子路上我们遇到的小考验吧！

国内外新生儿遗传代谢筛查的发展历程

国际新生儿疾病筛查已有 50 多年的发展历史，以苯丙酮尿症筛查为起始，逐渐增加先天性甲状腺功能减退症（CH）、先天性肾上腺皮质增生症、葡萄糖 -6- 磷酸脱氢酶缺乏和半乳糖血症等 48 种疾病。1961 年美国 Guthrie 医生采用足跟血滤纸血样采集技术，建立了细菌抑制法，对血中苯丙氨酸进行半定量测定，而后证明了此项筛查具有良好的社会效益和经济效益，为后人开展苯丙酮尿症筛查提供了范例。1973 年加拿大 Dussault 采用干滤纸片放射免疫方法测定出生 4~7 天的新生儿末梢血 T_4，筛查先天性甲状腺功能减低症。1975 年 Irie 和 Naruse 在日本采用干滤纸血片测定 TSH 筛查 CH 取得成功。1982 年，在日本东京召开的第二届国际新生儿筛查大会上，提出了适合大规模筛查的 4 种疾病是苯丙酮尿症（PKU）、CH、先天性肾上腺皮质增生症（CAH）与半乳糖血症（GAL）。在各国的实际筛查中发现，CH 和 PKU 的发病率相对较高，且两项筛查的方法简便、费用低廉、治疗效果好，故各国将其纳为必筛项目，并广泛开展。我国《新生儿疾病筛查技术规范（2010 年版）》中明确提出新生儿遗传代谢性疾病中 CH 与 PKU 筛查的技术规范，我国将其纳为主要新生儿遗传性代谢病筛查项目并全国推广，各地可根据发病率的不同增加筛查项目。

我国新生儿疾病筛查起步于 20 世纪 80 年代初，由上海和北京两地率先进行探索性筛查。1994年《中华人民共和国母婴保健法》颁布，该法第一次提出了"逐步开展新生儿疾病筛查"，使开展新生儿疾病筛查工作有了根本的法律保障。2009年《新生儿疾病筛查管理办法》出台，该办法对各级卫生行政部门、新生儿疾病筛查中心和医疗机构的职责进行了明确规定。从1998年起，卫生部临床检验中心就开始对全国16个省市18个新生儿疾病筛查中心进行新生儿疾病筛查实验室能力对比检验，并进行质量控制。2012年，已有30个省、市、自治区开展新生儿遗传代谢病筛查。据2013年全国妇幼卫生监测办公室资料显示：目前全国已有新生儿疾病筛查中心211家。

智慧元素：碘

碘被称为"智慧元素"，是合成甲状腺激素必不可少的原料，与后代智力密切相关。而碘的生理作用是通过甲状腺激素的作用表现出来的。我国曾是世界上缺碘比较严重的国家，在20世纪70年代，我国多处地区存在着不同程度的缺碘状况，而由缺碘引发的地方性甲状腺病患者达3500万人，地方性克汀病的患者大约有25万人，碘状况不佳导致的一系列问题非常严峻。于是我国于1995年开始实行食盐加碘政策，随着政策的实施，国内大部分地区的缺碘状况都有所好转，大部分地区消除了碘缺乏问题，各地区居民碘营养的水平也不断提高。在2018年5月15日的"全国碘缺乏病防治日"，国家卫生健康委员会疾病控制局还颁布了《中国居民补碘指南》，这是中国首部补碘指南。

本素材思政目标及解读

通过思政教育培养学生的科学素养及人文素养。第一个素材故事通过记述一位患儿母亲的心路历程，让学生们学会换位思考。从初步诊断、治疗到随访观察，细腻入微的心理变化一点一滴"敲醒"我们从医者有时候见多不怪、没有温度的心态，也告诉我们，人文关怀有时候要超过高超的医疗技术；阅读该素材故事还能让学生充分认识到先天性甲状腺功能减退症是可防可控的儿童内分泌疾病。第二个、第三个素材故事介绍了我国近些年来在新生儿筛查及普及碘盐政策上取得的巨大成就。它们的存在避免了很多不该有的悲剧人生和家庭的出现，激发学生对医学专业学习的热情，培养学生热爱祖国的高尚情操。

与专业内容的融合点

通过对本章节内容的学习，增强医学生对先天性甲状腺功能减退症的理解。其与专业内容的融合点主要表现在以下方面。

（1）先天性甲状腺功能减退症是由散发性和地方性先天性甲低构成。

（2）通过新生儿筛查可以及早发现先天性甲状腺功能减退症。

（3）早发现、早治疗是影响先天性甲状腺功能减退症患儿预后好坏的关键因素。

教学方法

（1）导入：通过第一个素材故事，导入一位妈妈面对先天性甲状腺功能减退症患儿的心路历程，站在患者的角度引起共情。

（2）展开：从第一个素材故事中我们已大致了解了先天性甲状腺功能减退症的诊断、治疗以及预后，但由于主人公是一位没有经过医学专业学习的母亲，其在就诊过程中出现的一些波折，我们可以从专业性的角度去剖析，这样的学习过程既有趣味性又能更加深印象。

（3）延展：第二个、第三个素材故事介绍了近年来我国新生儿筛查及碘盐政策普及带来的好处，一方面让学生了解了先天性甲状腺功能减退症的主要病因，另一方面也让学生深刻体会到我国妇幼卫生事业以及全民公共健康卫生的发展，为挽救家庭和减轻社会负担作出了巨大贡献。

参考资料

［1］杨青，牟鸿江，汪俊华 . 我国新生儿遗传代谢疾病筛查进展［J］. 中国妇幼卫生杂志，2017，8（4）：1-4.

［2］中华医学会地方病学分会，中国营养学会，中华医学会内分泌学分会 . 中国居民补碘指南［R］. 北京：人民卫生出版社，2018：5.

（洪琳亮）

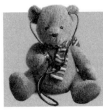

唐氏艺术家
《儿科学》第十六章第二节
"唐氏综合征"教学中的案例设计

素材故事

Rachel 的故事

美国的一位父亲在社交网络上发布了一段文字来庆祝自己的女儿 Rachel Handlin 获得了艺术学士学位："这是我的女儿 Rachel Handlin。她在著名的加州艺术学院获得了摄影和媒体专业的艺术学士学位。Rachel 患有唐氏综合征。我是这个星球上最自豪的父亲。"

文中提到的女孩 Rachel 患有唐氏综合征，但她却在著名的加州艺术学院获得了摄影和媒体专业的艺术学士学位。这是非常不容易的一件事。

Rachel 罹患的"down syndrome"到底是什么病呢？

唐氏综合征（down syndrome，DS）又称 21 三体综合征（trisomy 21 syndrome），是人类最早被确定的染色体病，在活产婴儿中的发生率是 1/600~1/1000。

唐氏综合征的细胞遗传学特征是第 21 号染色体呈三体征，其发生主要是由于亲代之一的生殖细胞在减数分裂成配子时，或受精卵在有丝分裂时，21 号染色体不分离，胚胎体细胞内存在一条额外的 21 号染色体。

Rachel 的故事鼓舞着全世界的唐氏综合征儿童，也让千千万万的普通人感到由衷赞叹。而你们是否发现，患有唐氏综合征的儿童有着非常相似的面容？

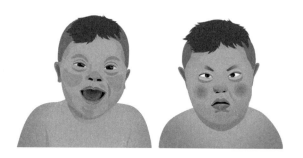

唐氏综合征儿童出生时就有着明显的特殊面容——眼裂小、眼距宽、双眼外眦上斜，可有内眦赘皮，鼻梁低平、外耳小、硬腭窄小，常张口伸舌，流涎多，头小而圆，颈短而宽。

智能落后是本病的最突出、最严重的临床表现。据 Pediatric Therapy Network 统计，在全球唐氏综合征人群中，获得大学学位的概率是百万分之一。可想而知 Rachel 为了能够在知名大学获得艺术学士学位，付出了怎样的艰辛与努力。Rachel 的父亲觉得自己是这个星球上最自豪的父亲，并为她办了摄影作品展。

唐氏综合征儿童有生长发育迟缓的表现，患者出生时的身长和体重均较正常儿低，出生后体格发育、动作发育均迟缓，身材矮小，骨龄落后于实际年龄，出牙迟，四肢短，手指粗短韧带松弛，关节可过度弯曲，肌张力低下，腹膨隆，可伴有脐疝。

唐氏综合征儿童还多伴有畸形，其中 50% 的患儿伴有先天性心脏病，其次是消化道畸形。先天性甲状腺功能减退症和急性淋巴细胞白血病在唐氏综合征患儿中的发生率也明显高于正常人群。患儿大多免疫功能低下，易患感染性疾病。他们还有特殊的皮纹特点，手掌会出现猿线（俗称"通贯手"），轴三角的 ATD 角度一般大于 45°，第 4、5 指桡箕增多。医生根据典型的表现不难做出临床诊断，但应进行染色体核型分析以确诊。

细胞遗传学检查中，根据核型分析可将唐氏综合征分为三型，分别是标准型［47，XX 或（XY），+21］、易位型［如 46XY，der（14；21）（q10；q10），+21］和嵌合体型［46，XY（或 XX）/47，XY（或 XX），+21］。

还可将 21 号染色体的相应部位序列作为探针，与外周血中的淋巴细胞或羊水细胞进行杂交，可快速、准确地进行唐氏综合征的诊断。

唐氏综合征尚无有效治疗方法，应加大宣教力度，提倡优生优育、遗传咨询和产前筛查以预防。

母亲的年龄越大，生育唐氏综合征患儿的风险率越高，大于 35 岁的孕母生下唐氏综合征患儿的概率明显上升。孕母外周血血清筛查是目前被普遍接受的孕期检查方法，通过测定孕妇血清中 β-绒毛膜促性腺激素（β-HCG）、甲胎蛋白（AFP）、游离雌三醇（FE3）浓度，结合其年龄，计算出本病的危险度。高危产妇应在怀孕期间进行羊水染色体检查，预防唐氏综合征患儿的出生。

┃思考题

（1）你认为 Rachel 是哪种核型的唐氏综合征患者？

（2）如果你是一名新生儿医生，接诊了一名伴有严重先天性心脏病的唐氏综合征新生儿，你会如何与家属沟通病情？

（3）Rachel 的故事对你有什么启发？

本素材思政目标及解读

通过讲述一名叫 Rachel 的唐氏综合征患者获得大学学士学位的故事，告诉学生一个道理，作为 1/600~1/1000（发病率）的 Rachel 尚可积极地面对不完美的人生，完成 1/1000000（唐氏综合征患者获得学位的概率）的奇迹，我们更不应虚度大学光阴，面对困难要有坚韧不拔、坚持到底的品质。同时教导学生要尊重、热爱生命，勿歧视他人，要有爱心、同理心。

与专业内容的融合点

以 Rachel 的故事引入疾病的介绍与遗传学基础。通过网友们被 Rachel 的故事所鼓舞，其中有很多同为唐氏综合征的家属感到振奋和感动，引导学生发现唐氏综合征的重要临床表现之一——特殊面容。接着说到发文的父亲感到无比自豪，是因为唐氏综合征最突出的临床表现是智力低下，而 Rachel 能获得现在的荣誉说明她获得了家人非常大的支持，并为自己的学位付出了非常多的努力。

由于唐氏综合征尚无特效治疗，因此应提倡优生优育，讲师可由此引入遗传咨询和产前筛查的方法和重要性。

教学方法

（1）课程引入：运用素材故事介绍唐氏综合征及其遗传学基础。

（2）课程内容：结合主人公 Rachel 的故事讲解唐氏综合征的临床表现、实验室诊断、诊断、遗传咨询和产前筛查。

（3）课程延展：思考不同核型的唐氏综合征在临床表现上有何不同，并激发学生思考其带来的伦理问题。

（林碧云）

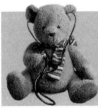

让生命复苏
《儿科学》第十七章第一节
"儿童心肺复苏"教学中的思政设计

素材故事

"没救活落水孩子，我很遗憾"

2006 年 7 月 10 日，河南电视台都市频道女记者曹爱文赴山区现场采访落水女童事件，在急救车未抵达现场之前，现场围观的当地村民无人懂得急救知识的情况下，对小女孩实施急救，但因施救不当最终未能挽回女孩的生命。

一、事件缘起：女记者流泪照片打动网友

13 岁的女孩王孟珂不慎落入黄河中，后被乡亲们打捞上岸。在急救车到现场之前，闻讯赶来的河南电视台都市频道女记者曹爱文，向"120"请教人工呼吸的方法，之后按照"五下压胸，一下吹气"的步骤，为王孟珂做起人工呼吸。做了 8 分钟心肺复苏术，不见小女孩醒来，曹爱文急得直掉泪。急救车赶到后，医护人员虽尽力抢救，但小孟珂还是没能醒来，医生宣布抢救失败。

第二天下午，搜狐网的"看图说事"栏目以"中国最漂亮的女记者"为主题报道了此事，截至当晚 19 时 35 分，就已有 983 条"跟帖"。此外，新浪网、新华网、和讯网、多多西社区、千龙网等国内知名网站对曹爱文的评论也急剧增加。多名网友发表评论称，曹爱文这张流泪的照片，使他们认为曹爱文是"中国最美的女记者"。

二、网友热评：新闻第一还是救人第一

网友们在赞许曹爱文的举动时，对新闻和生命两者谁轻谁重也展开了争论。其中多数人的意见是：在生死面前，生命才是第一位的。

网友"笑看风云淡"发表自己的看法："不少记者为了抢新闻，只讲究所谓的新闻第一原则，见死不救，只管拍照报道。而都市频道女记者却选择了先救人，让人敬佩！"

网友"友山"说："曹爱文的出现，可以让老百姓重新认知我们的新闻记者，重新审读我们的新闻节目。什么叫和谐社会？曹爱文的行为就是和谐社会的表现！"

"暴走的蜗牛"从人的社会角色角度进行分析："人的社会角色可以分为两个层面，一是其职业层面，一是其本身作为人的层面。记者在做好本职工作的同时，公众对其还有更高的期许。曹爱文，好样的！"

三、对话曹爱文：选择救人只是一种本能

曹爱文称不在乎网友如何评价，只希望再遇到此类情况会处理得更好。

记者：我在你们办公室门口的考核表上看到，你的排名很靠前，同事们也都夸你勤奋、敬业。但这次你却把工作抛在了一边，当时犹豫了吗？

曹爱文：生命比一条报道重要。如果再有一次机会，我只希望自己能多掌握一些急救方法。

四、心肺复苏的发展史

1950 年，美国的 Peter Safar 和 James Elam 医生开始采用人工呼吸的方法来复苏病人。

1960 年，封闭式胸部心脏按压与人工呼吸相结合，心肺复苏术诞生。

1966 年，Zoll 提出电击除颤，其与人工呼吸胸外按压构成了现代心肺复苏术。

1985 年，强调了心肺复苏术中脑和神经系统功能的恢复，诞生了心肺脑复苏的新标准。

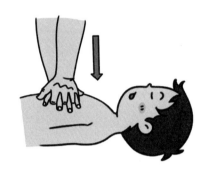

2000 年，美国心脏协会（AHA）在 *Circulation* 杂志上颁布了"心肺复苏（CPR）与急症心血管监护（ECC）国际指南"（"指南 2000"），其正式发展为心肺复苏学，此后约定每隔 5 年更新心肺复苏指南。

我国最早有关恢复呼吸、心跳的文献见于东汉张仲景所著的《金匮要略》。书中提到："当人自缢时，缓缓抱起，平卧在地，蹬肩挽发，用口嘘之，数嘘之；将手放于心脏，动之，数动之。"

思考题

（1）造成心搏、呼吸骤停的常见原因有哪些？

（2）如果你在第一个素材故事发生的现场，首先会怎么做？

A. 在旁围观，不知所措。

B. 打急救电话或将溺水者送至医院。

C. 冷静评估环境，迅速判断伤情

（3）如果有人昏迷不醒、呼之不应，并且没有了呼吸和脉搏，你应该如何处理？

本素材思政目标及解读

通过思政教育培养学生处理危机的能力，敢于挑战权威、挑战自我、创造奇迹的精神，树立学生热爱生命、珍惜生命的意识。本素材故事主要介绍了现实生活中的真实场景，结果是令人惋惜的，他们并没有让年轻的女孩生命得以复苏，在生死面前，生命是第一位的，旨在培养学生珍惜生命、关爱生命的意识，积极思考和探索的能力，把理论知识应用于临床，能根据实际情况具体分析和处理问题的能力。结合思考题，让学生思考当我们医生在医院之外的场地遇见突发事件时该如何应对，如何将必备的急救知识向大众普及从而让更多的生命得以复苏。

与专业内容的融合点

通过对素材故事的学习，激发学生的学习兴趣，增加其对处理突发事件的应变能力，加深其对理论知识的理解，对临床疾病的认识，同时有助于提高学生的动手能力与独立思考能力，加深学生对专业内容的理解。其与专业内容的融合点主要表现在以下方面。

（1）心搏、呼吸骤停的判断。

（2）心搏、呼吸骤停的病因。

（3）心搏、呼吸骤停的处理方法。

本素材故事与教学目标相互呼应，同时联系实际与临床，更易于在让学生掌握教学目标内容的同时，贯穿思政教育。引导学生在如今社会，要热爱生命，珍惜生命，关爱健康，若想具有精湛的临床医学技能，首先要具备扎实的基础理论知识和救死扶伤的大无畏精神。

教学方法

此素材以讲授和讨论为主要教学形式。讲授素材前，讲师可运用提问的形式启发学生对于危急场景的思考，在课程开始时通过案例让学生加强对儿童心肺复苏的学习记忆，并利用开放性思考题帮助学生在理解记忆专业内容的同时，进一步加强思政教育，培养学生独立思考、努力探索的能力。

1.导入：溺水是心搏、呼吸骤停常见的原因之一，通过真实事件回顾整个抢救过程，运用提问的形式启发学生对于危急场景的思考。

2.展开：讲授心搏、呼吸骤停的病因及其如何快速判定，让学生了解面对突发情形时如何正确有效地处理从而让生命得以复苏。

3.拓展：通过"最美女记者"的评价可见大众的心声是一致的——在生死面前，我们可以放下新闻工作的职责，将抢救生命放在第一位。结局令人惋惜，记者泪流满面，事后也意识到心肺复苏技术的重要并进行多次训练。作为医学生，大家更应承担起这份职责，也许你将成为网友心中的"最美白衣天使"。

参考资料

［1］王立祥，孟庆义，余涛．2016 中国心肺复苏专家共识［J］．中华危重急救医学，2016，28（12）：1059-1079.

［2］王立祥，孟庆义，余涛．中国 CPR 共识与美国 CPR 指南［J］．中华危重急救医学，2017，29（10）：865-870.

（洪琳亮）